U0110756

大展好書　好書大展
品嘗好書　冠群可期

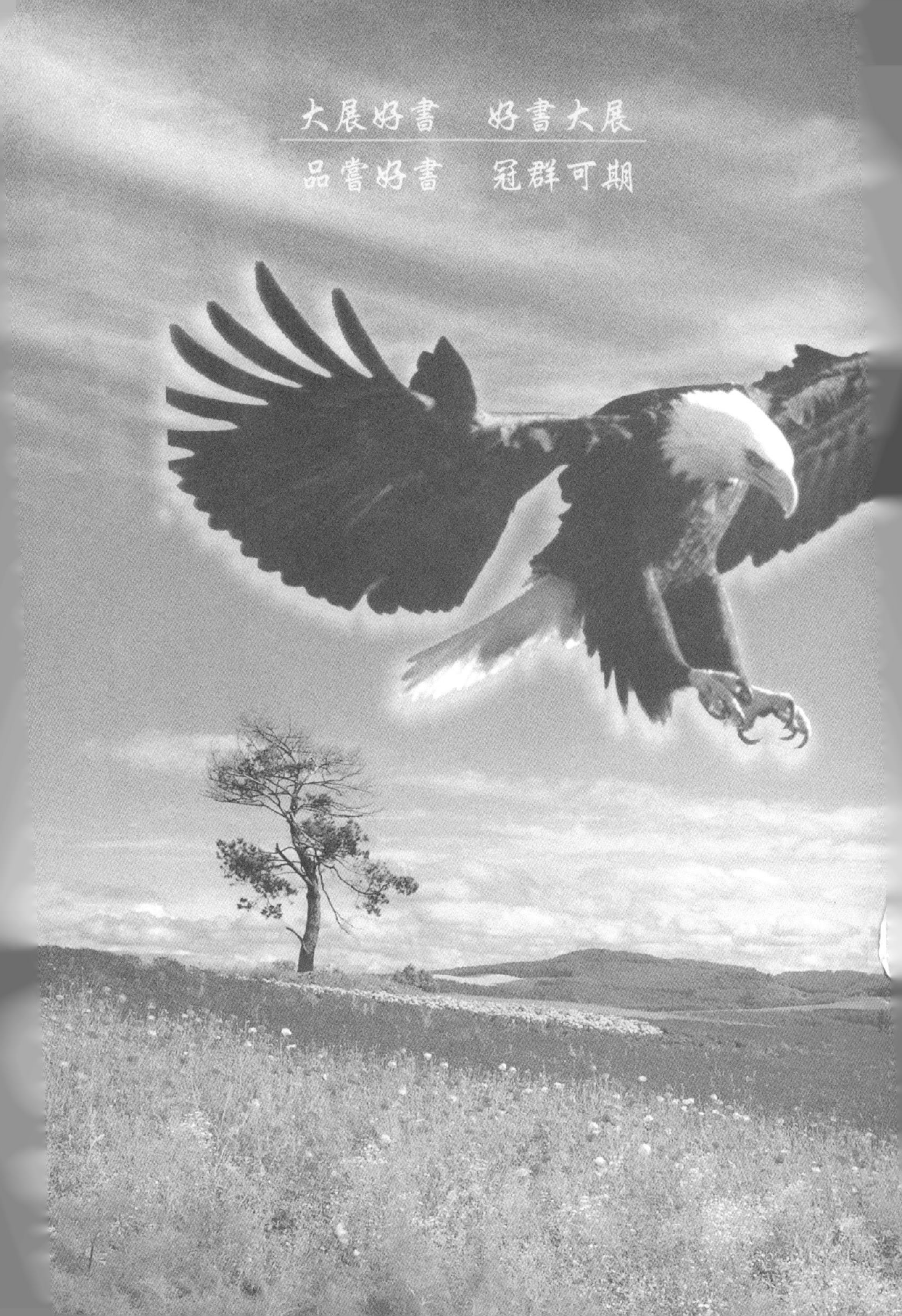
大展好書　好書大展
品嘗好書　冠群可期

健康加油站11

痛風劇痛消除法

鈴木吉彥／著
余昇凌／譯

大展出版社有限公司

§§

序　言

若和從前相比較的話，「痛風」這個名詞在現在已被大多數人所了解了。換句話說，有越來越多的人深受痛風之苦。雖是如此，即使痛風發作時很不舒服，但似乎它還不會讓人覺得是多麼嚴重的事。實際上，在許多患者中，為了忍受治療過程中所帶來的苦痛絕對不在少數。這也可說是「只有得到痛風的人才會了解痛風」。

治療痛風，要想抑制痛苦，必須聽從醫師們的指示從根本上長期治療。如果你不管它，很可能會引起腎衰竭、心臟病、腦血管障礙等種種可怕的毛病。本書即將告訴您如何去治療，並且將有關痛風方面的知識由淺入深地仔細為您解說。如果能成為您治療痛風上的指引，也是我們的榮幸。

§§

目錄

第三章　痛風發作時的處置方法

第四章　根本的治療法是控制尿酸

目　錄

第一章

唉呀！到底是什麼怎麼這麼痛！

〈漫畫〉

——年輕力壯的村上先生如何克服痛風

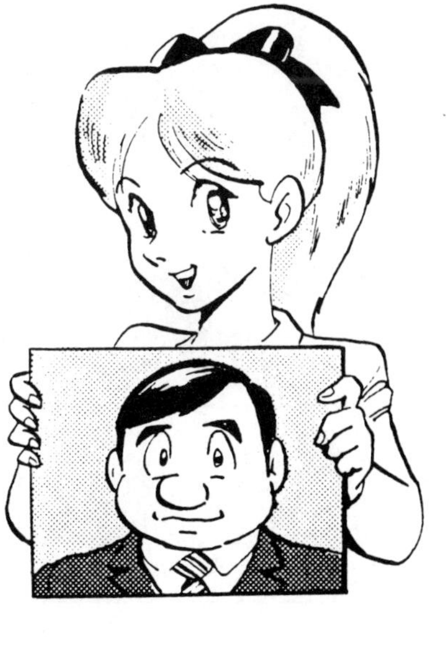

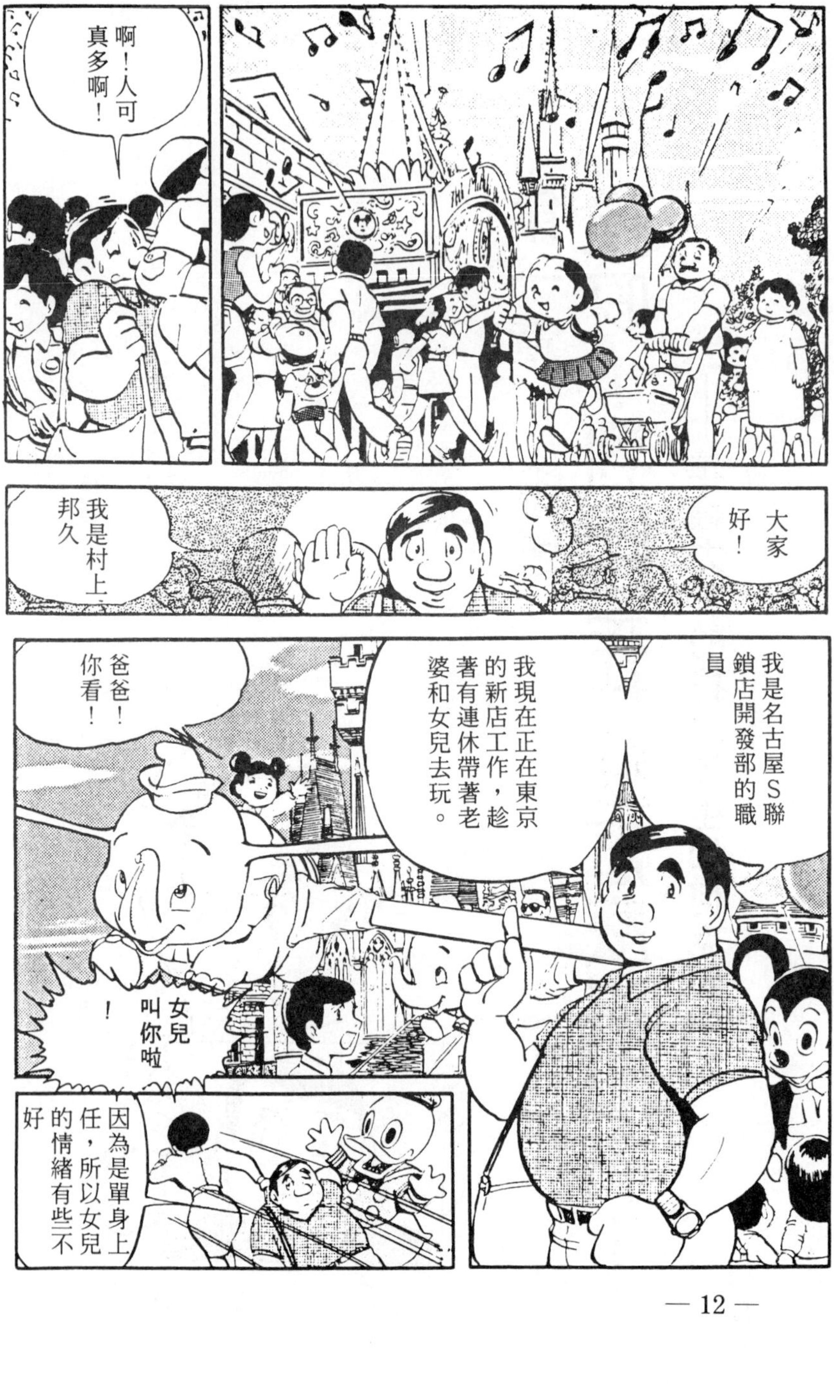
啊！人可真多啊！
大家好！
我是村上邦久
我是名古屋S聯鎖店開發部的職員
我現在正在東京的新店工作，趁著有連休帶著老婆和女兒去玩。
爸爸！你看！
女兒叫你啦！
因為是單身上任，所以女兒的情緒有些不好

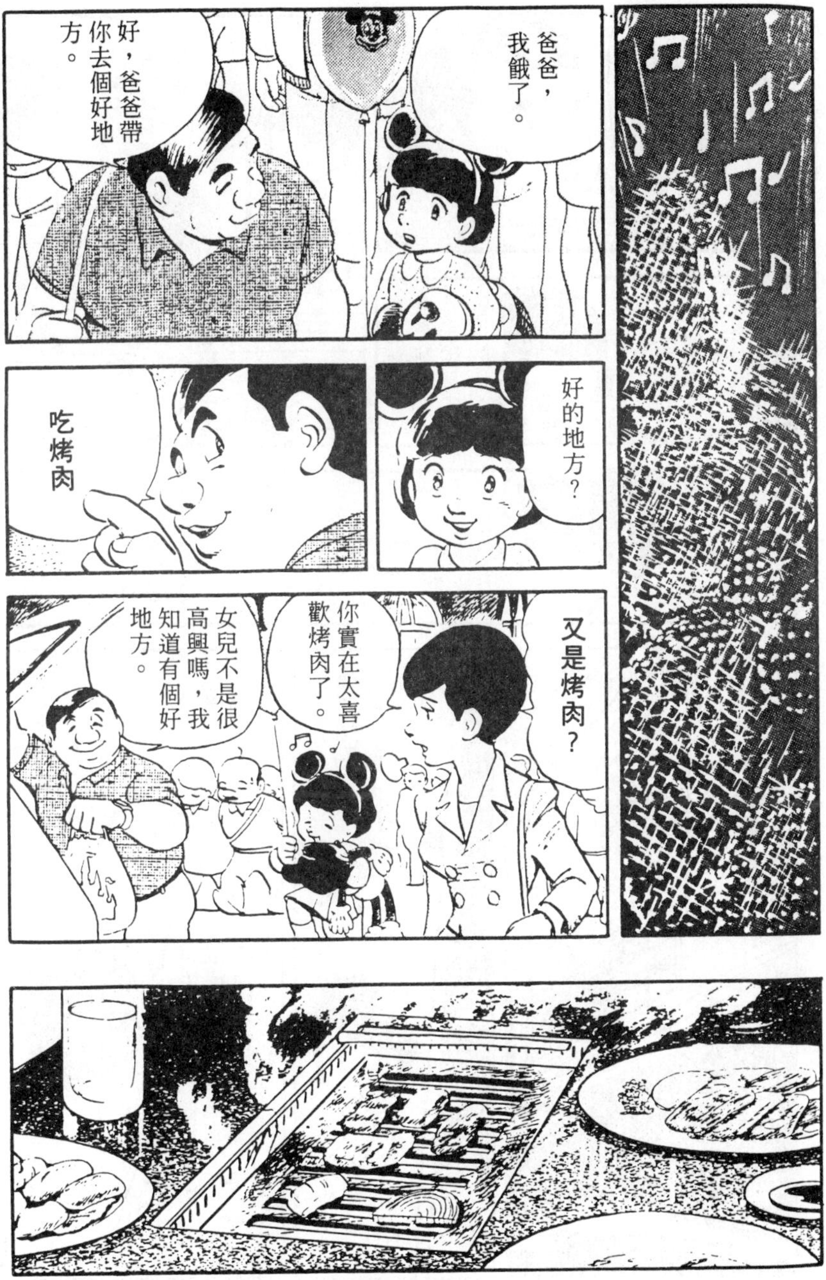
爸爸，我餓了。
好，爸爸帶你去個好地方。
好的地方？
吃烤肉
又是烤肉？
你實在太喜歡烤肉了。
女兒不是很高興嗎，我知道有個好地方。

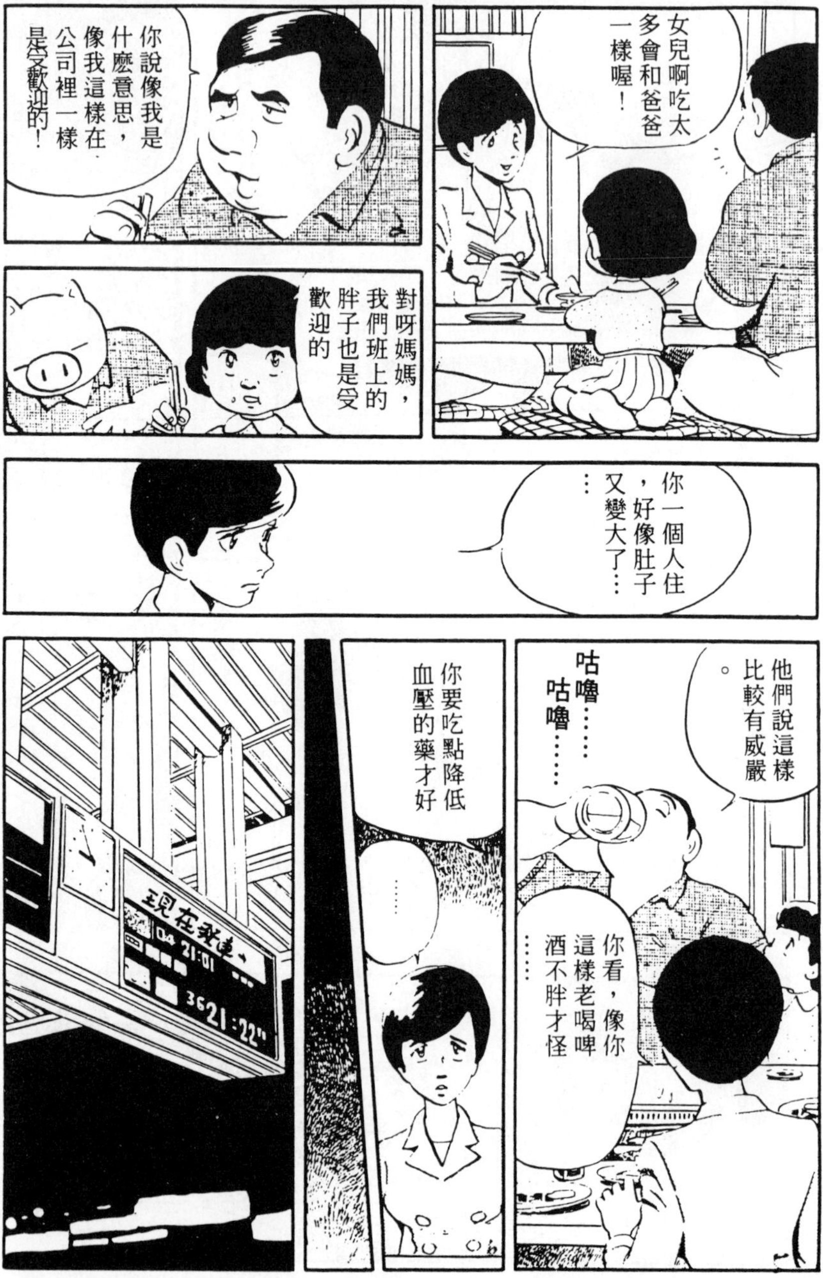
女兒啊吃太多會和爸爸一樣喔！
……
你說像我是什麼意思，像我這樣在公司裡一樣是受歡迎的！
對呀媽媽，我們班上的胖子也是受歡迎的
你一個人住，好像肚子又變大了……
他們說這樣比較有威嚴。
咕嚕……咕嚕……
你看，像你這樣老喝啤酒不胖才怪……
你要吃點降低血壓的藥才好
……
04 21:01
3621:22"

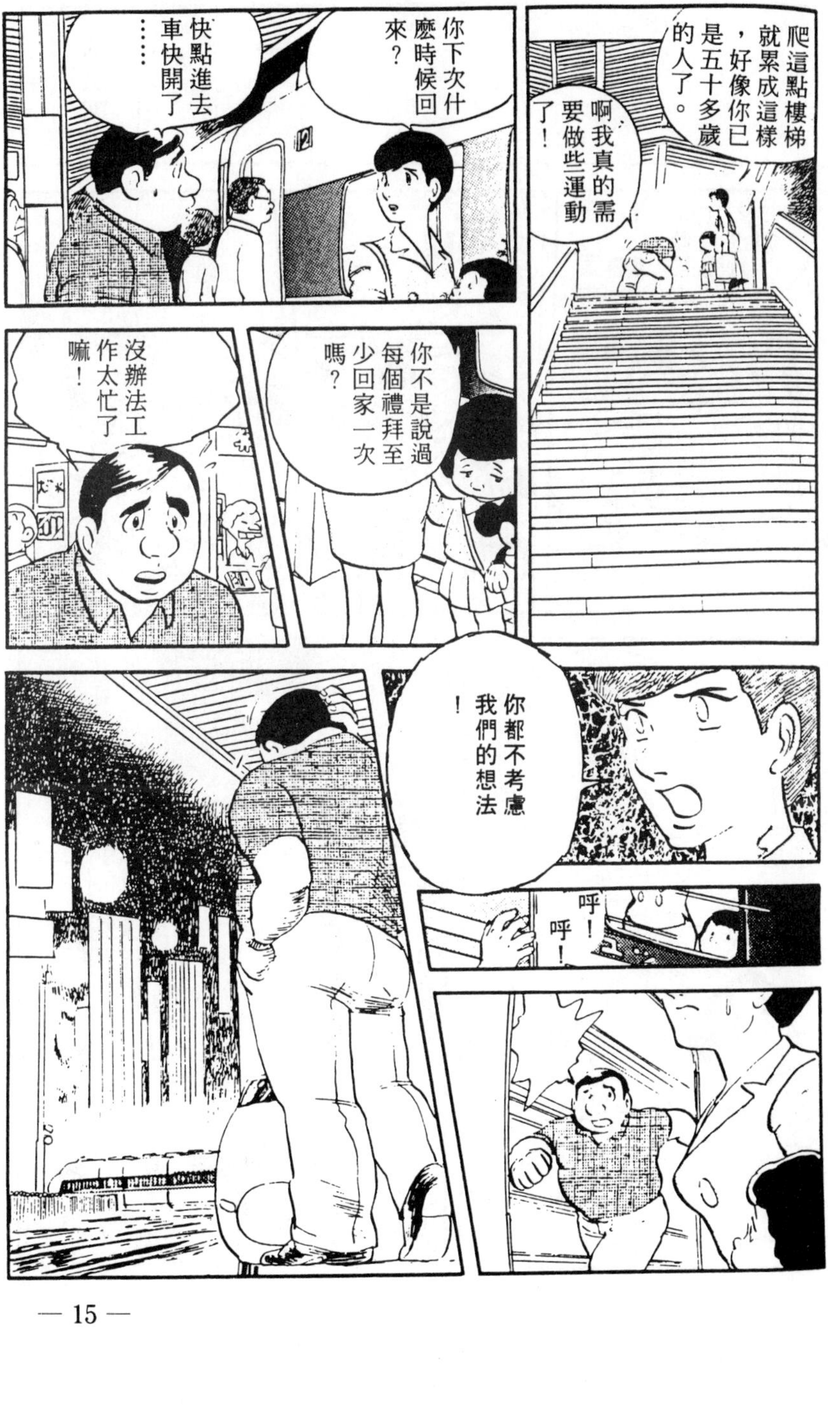
爬這點樓梯就累成這樣，好像你已是五十多歲的人了。
啊我真的需要做些運動了！
你下次什麼時候回來？
快點進去車快開了……
你不是說過每個禮拜至少回家一次嗎？
沒辦法工作太忙了嘛！
你都不考慮我們的想法！
呼！呼！

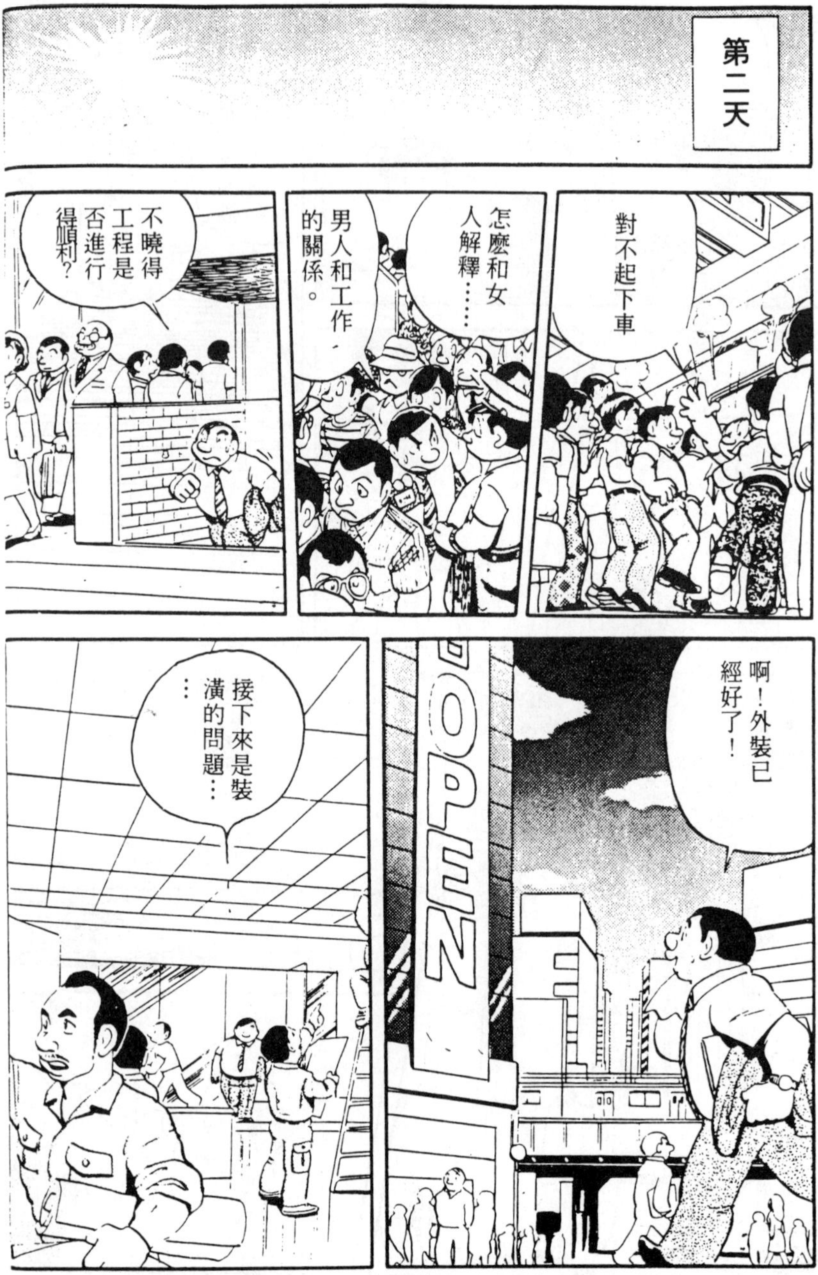
第二天
對不起下車
怎麼和女人解釋……
男人和工作的關係。
不曉得工程是否進行得順利？
啊！外裝已經好了！
OPEN
接下來是裝潢的問題……

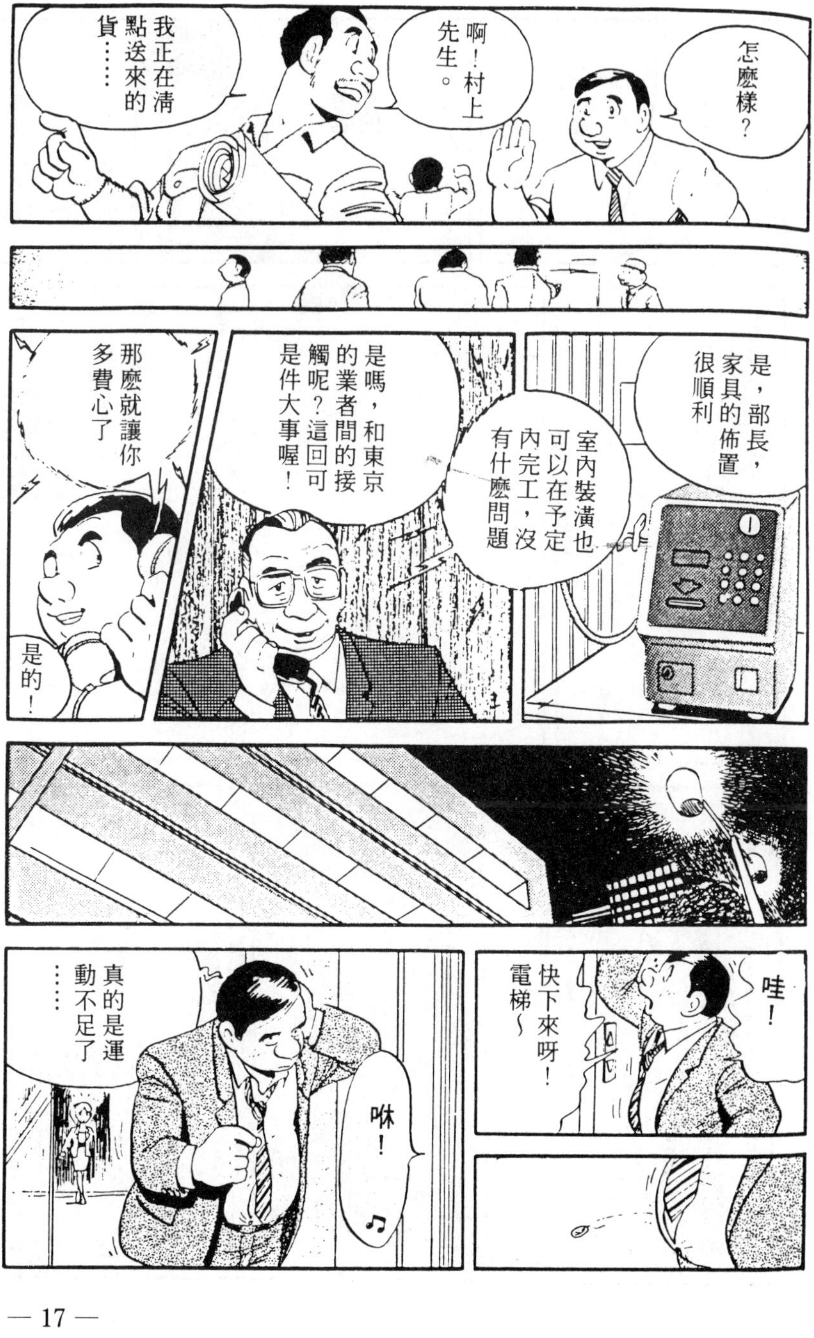
怎麼樣？
啊！村上先生。
我正在清點送來的貨……
是，部長，家具的佈置很順利
室內裝潢也可以在予定內完工，沒有什麼問題
是嗎，和東京的業者間的接觸呢？這回可是件大事喔！
那麼就讓你多費心了
是的！
哇！
快下來呀！電梯～
真的是運動不足了……
咻！♪

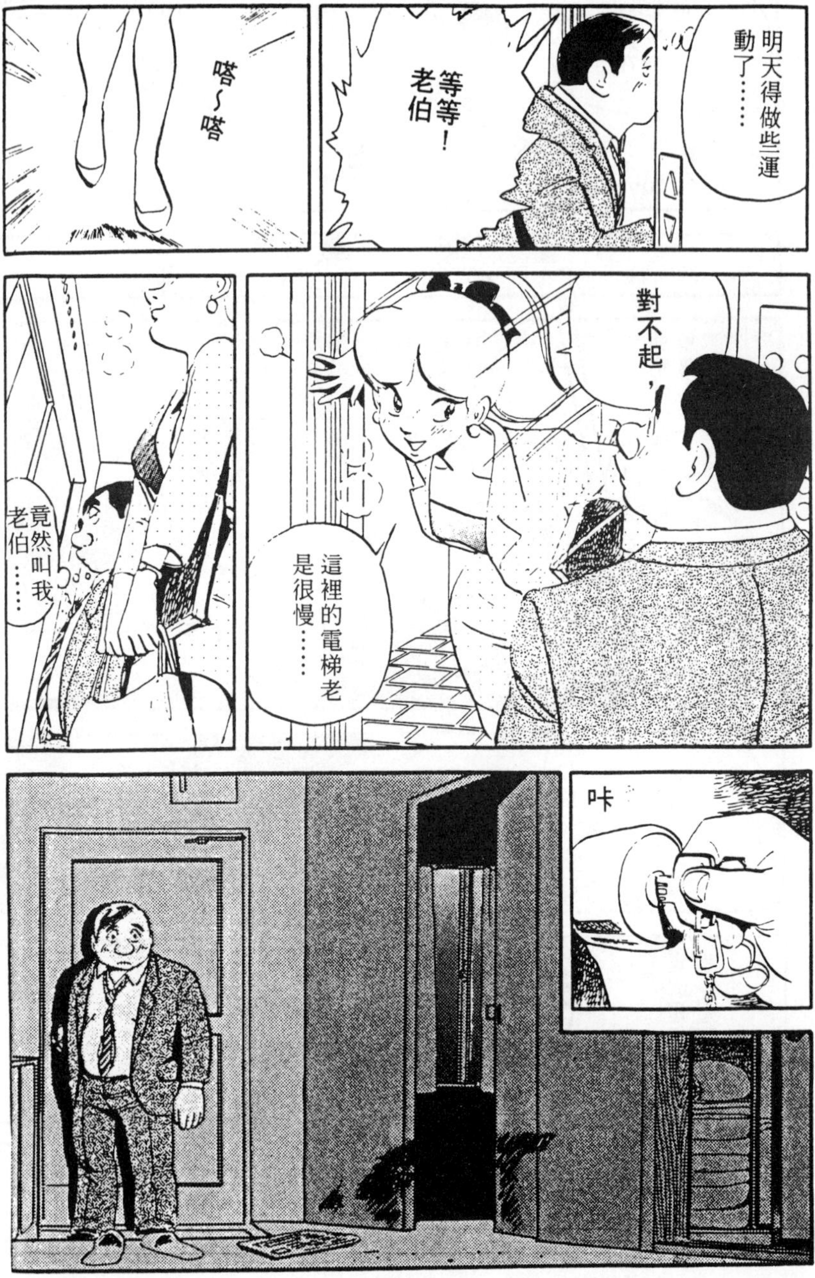
明天得做些運動了……
等等！老伯
嗒～嗒
對不起，
這裡的電梯老是很慢……
竟然叫我老伯……
咔

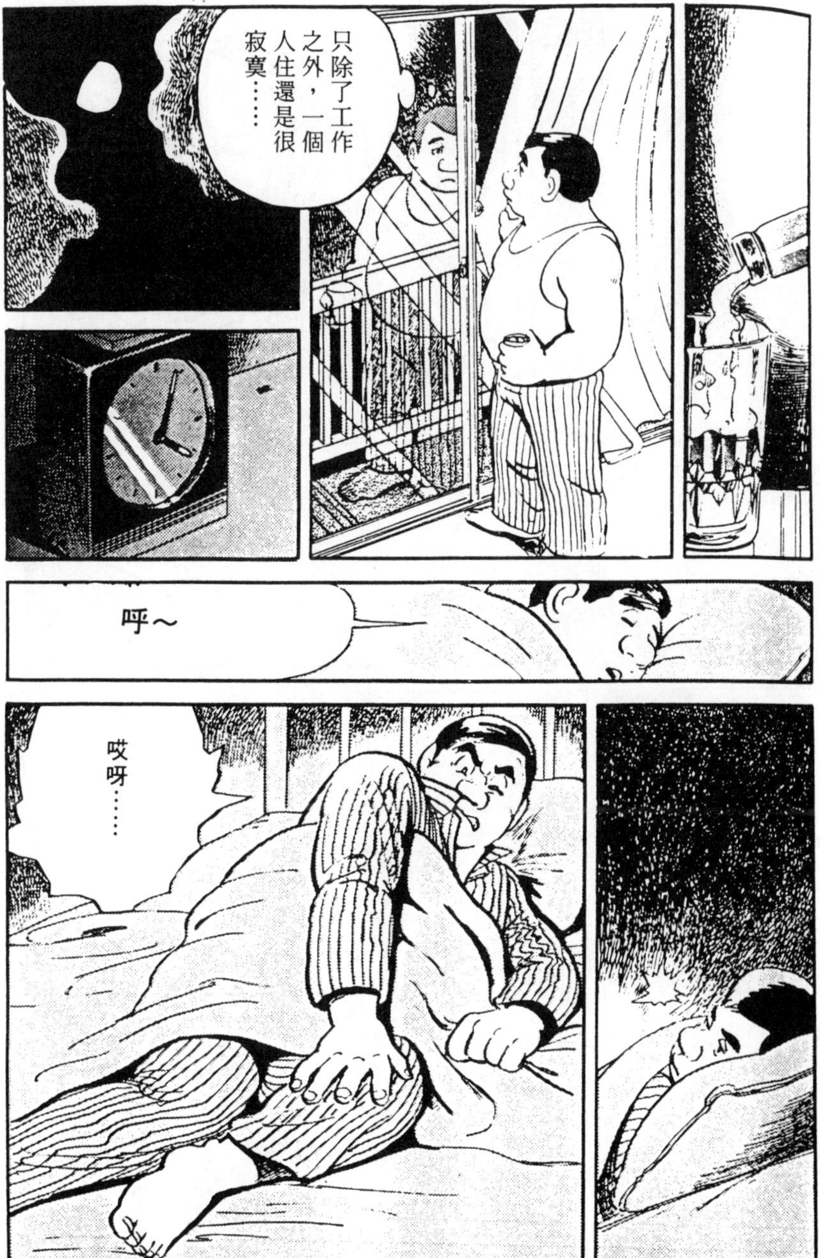
只除了工作之外，一個人住還是很寂寞……
呼～
哎呀……

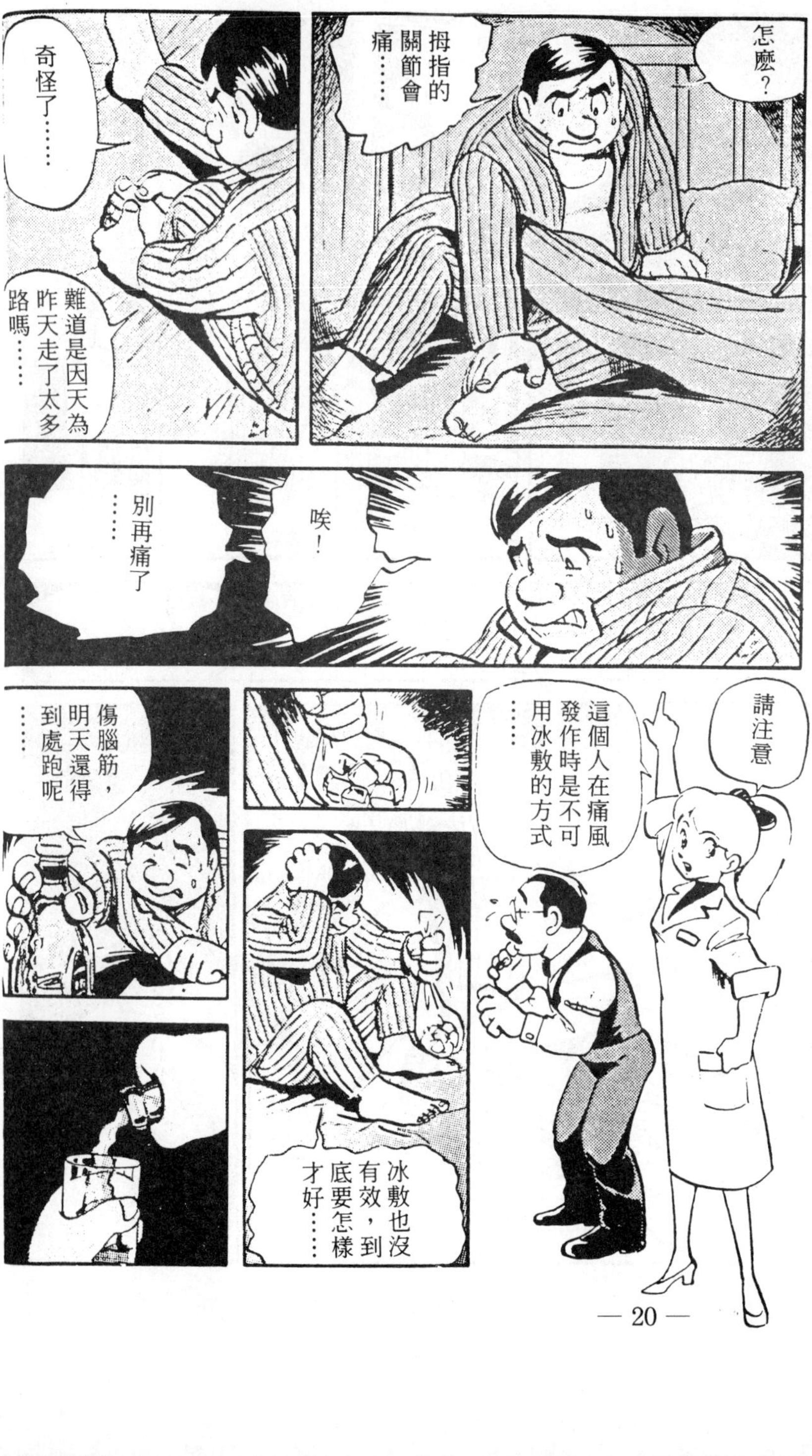
怎麼？
拇指的關節會痛……
奇怪了……
難道是因天為昨天走了太多路嗎……
唉！
別再痛了……
請注意
這個人在痛風發作時是不可用冰敷的方式……
冰敷也沒有效，到底要怎樣才好……
傷腦筋，明天還得到處跑呢……

噓~
呼~
呼~
呼~
痛！
到底怎麼回事腫成這樣
啊！完了！
遲到了

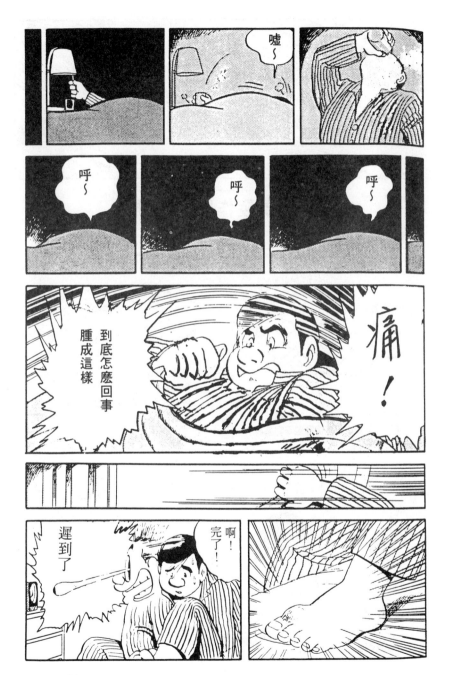

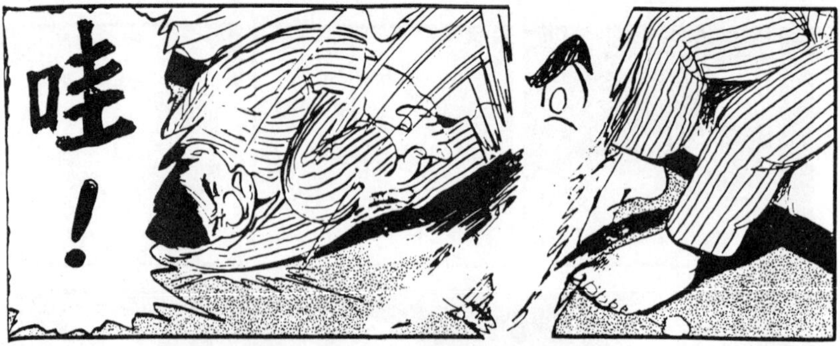

痛風發作時的處理

剛開始發作時就懷疑是痛風的人，
隨隨便便服用一些止痛劑是危險的

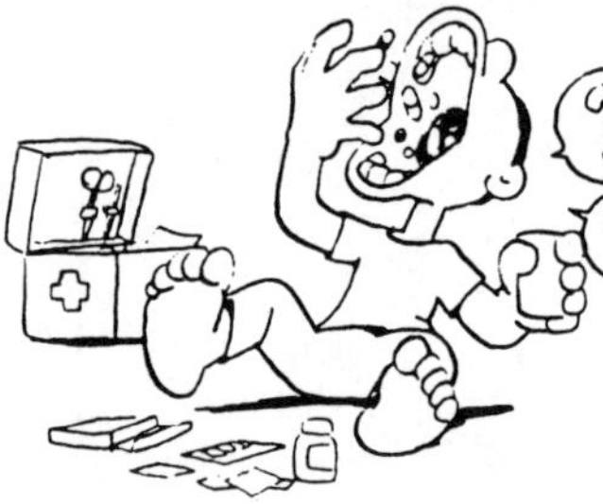

痛風發作時必須鎮定
不要做不智的舉動

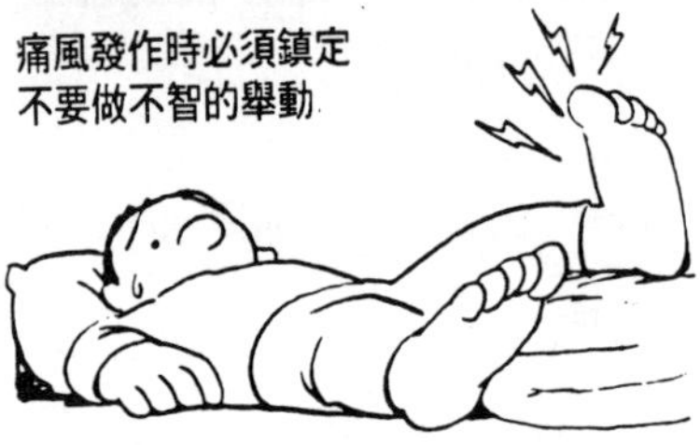

發作時要把痛的部分（通常是在腳部拇趾的部份）給放高，睡覺時最好在底下疊床棉被會比較舒服

發作時要特別注意肉、魚及脂肪的攝取，最好吃一些像麵包等容易消化的食物

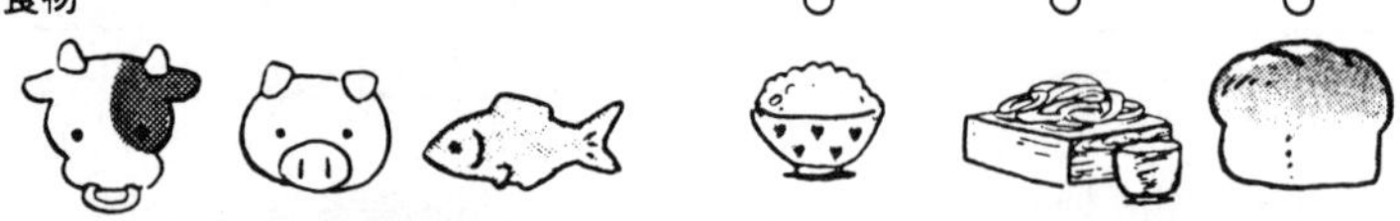

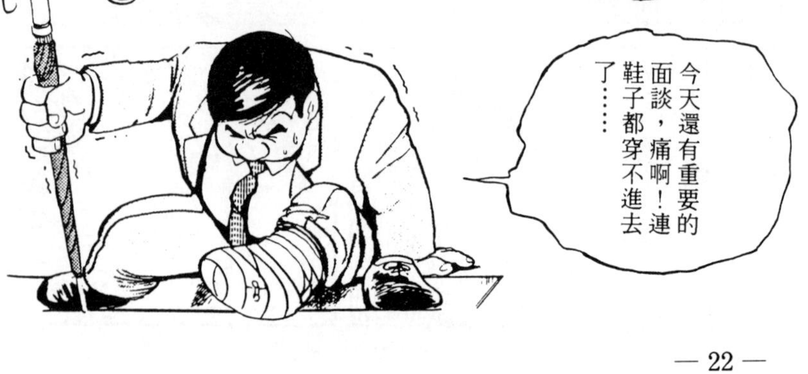
今天還有重要的面談，痛啊！連鞋子都穿不進去了……

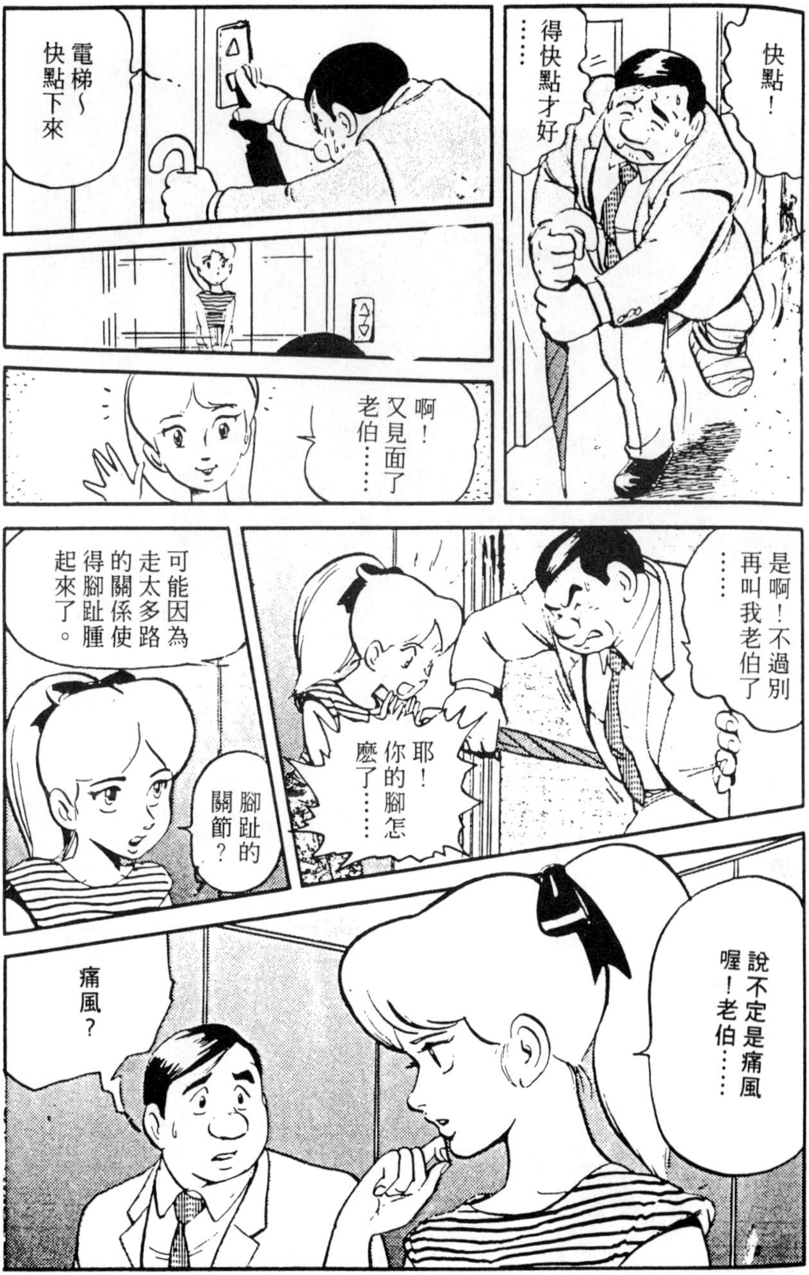
快點！
得快點才好……
電梯～快點下來
啊！又見面了老伯……
是啊！不過別再叫我老伯了……
耶！你的腳怎麼了……
可能因為走太多路的關係使得腳趾腫起來了。
腳趾的關節？
說不定是痛風喔！老伯……
痛風？

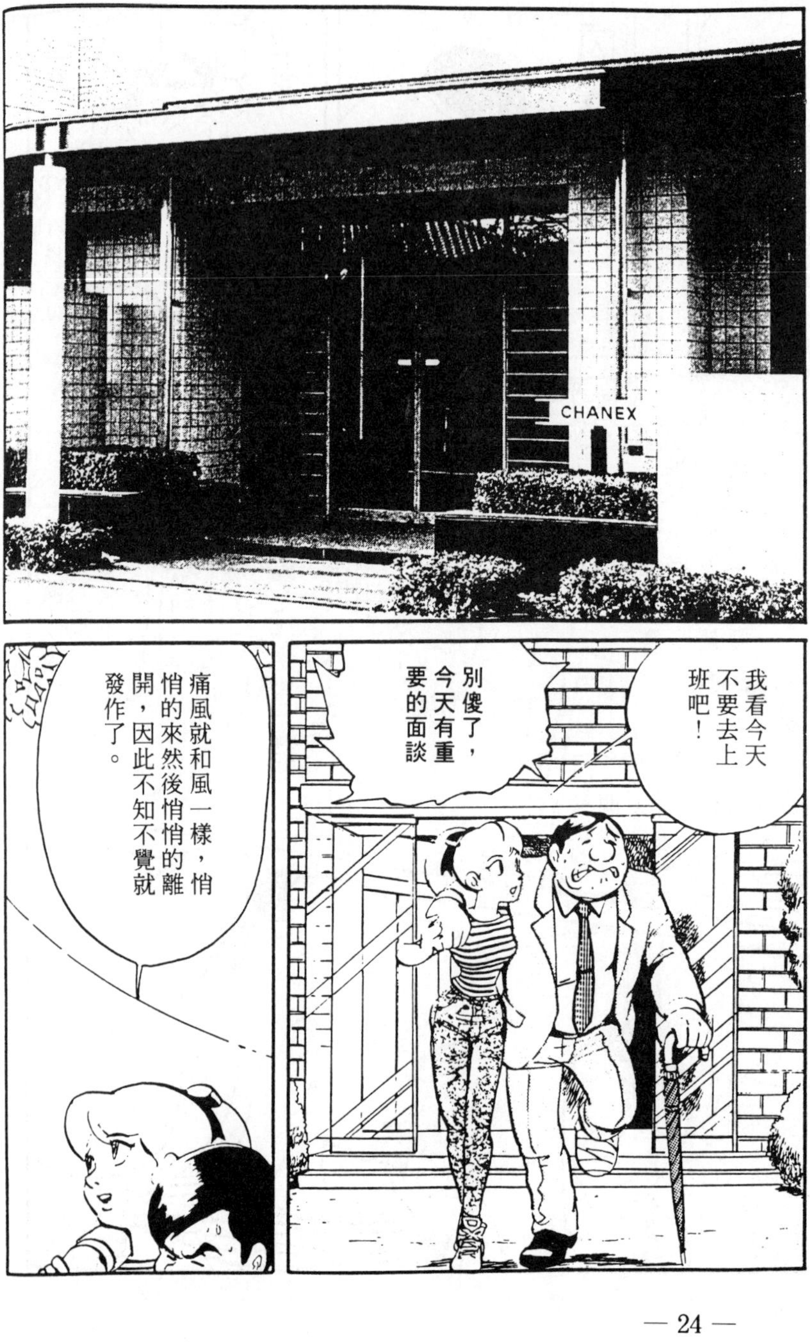
CHANEX
我看今天不要去上班吧！
別傻了，今天有重要的面談
痛風就和風一樣，悄悄的來然後悄悄的離開，因此不知不覺就發作了。

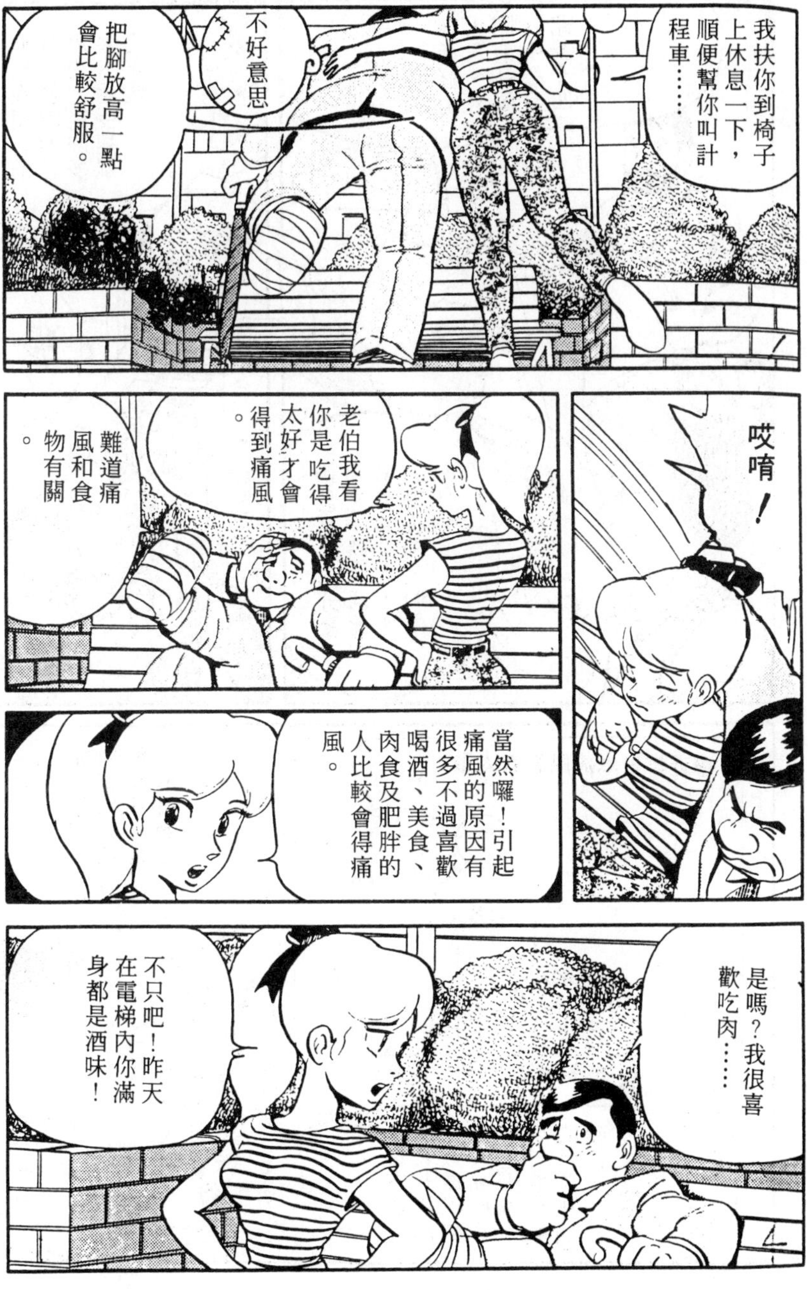

我扶你到椅子上休息一下，順便幫你叫計程車……
不好意思
把腳放高一點會比較舒服。
哎唷！
老伯我看你是吃得太好才會得到痛風。
難道痛風和食物有關。
當然囉！引起痛風的原因有很多不過喜歡喝酒、美食、肉食及肥胖的人比較會得痛風。
是嗎？我很喜歡吃肉……
不只吧！昨天在電梯內你滿身都是酒味！

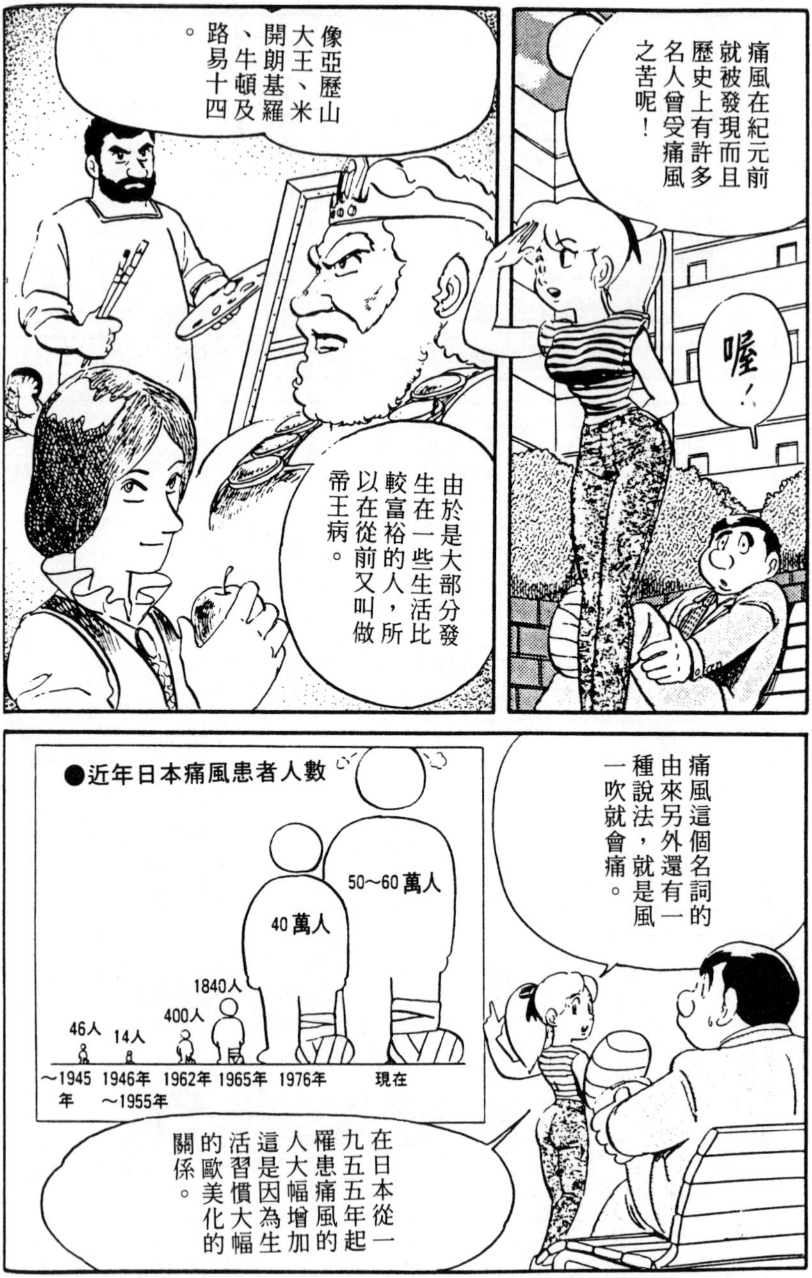
痛風在紀元前就被發現而且歷史上有許多名人曾受痛風之苦呢！
喔！
像亞歷山大王、米開朗基羅、牛頓及路易十四。
由於是大部分發生在一些生活比較富裕的人，所以在從前又叫做帝王病。
痛風這個名詞的由來另外還有一種說法，就是風一吹就會痛。
●近年日本痛風患者人數
46人
14人
400人
1840人
40萬人
50～60萬人
～1945年
1946年～1955年
1962年
1965年
1976年
現在
在日本從一九五五年起罹患痛風的人大幅增加這是因為生活習慣大幅的歐美化的關係。

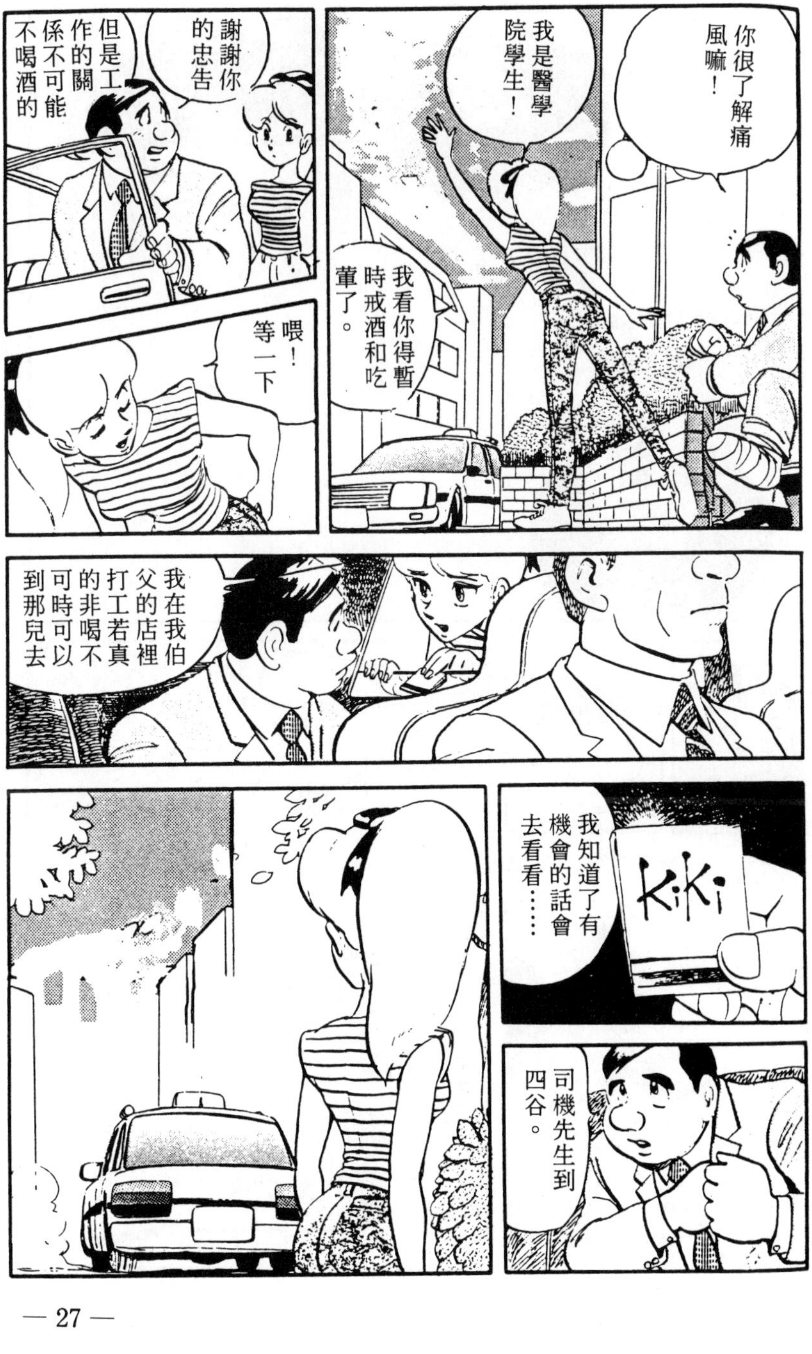
你很了解痛風嘛！
我是醫學院學生！
我看你得暫時戒酒和吃葷了。
謝謝你的忠告
但是工作的關係不可能不喝酒的
喂！等一下
我在我伯父的店裡打工若真的非喝不可時可以到那兒去
KiKi
我知道了有機會的話會去看看……
司機先生到四谷。

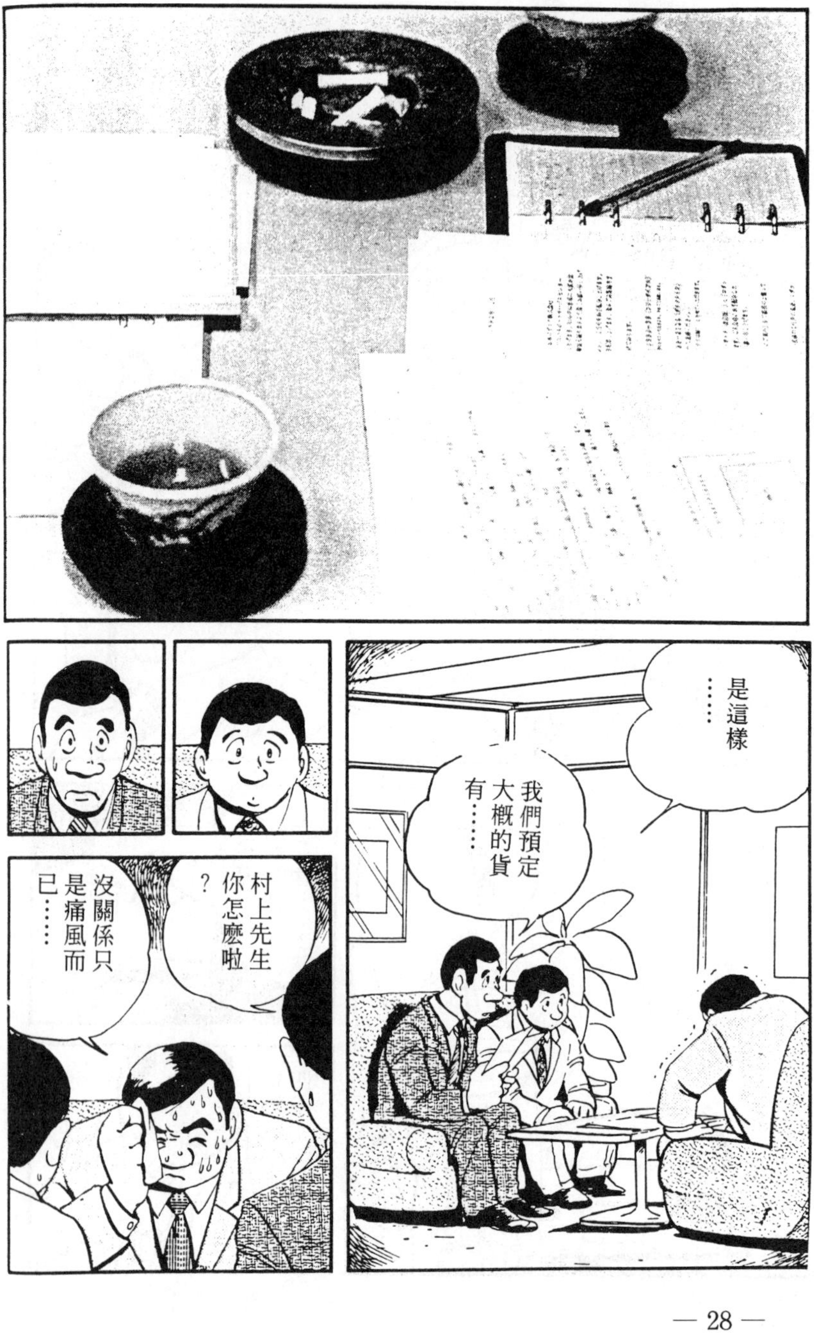

是這樣……
我們預定大概的貨有……
村上先生你怎麼啦？
沒關係只是痛風而已……

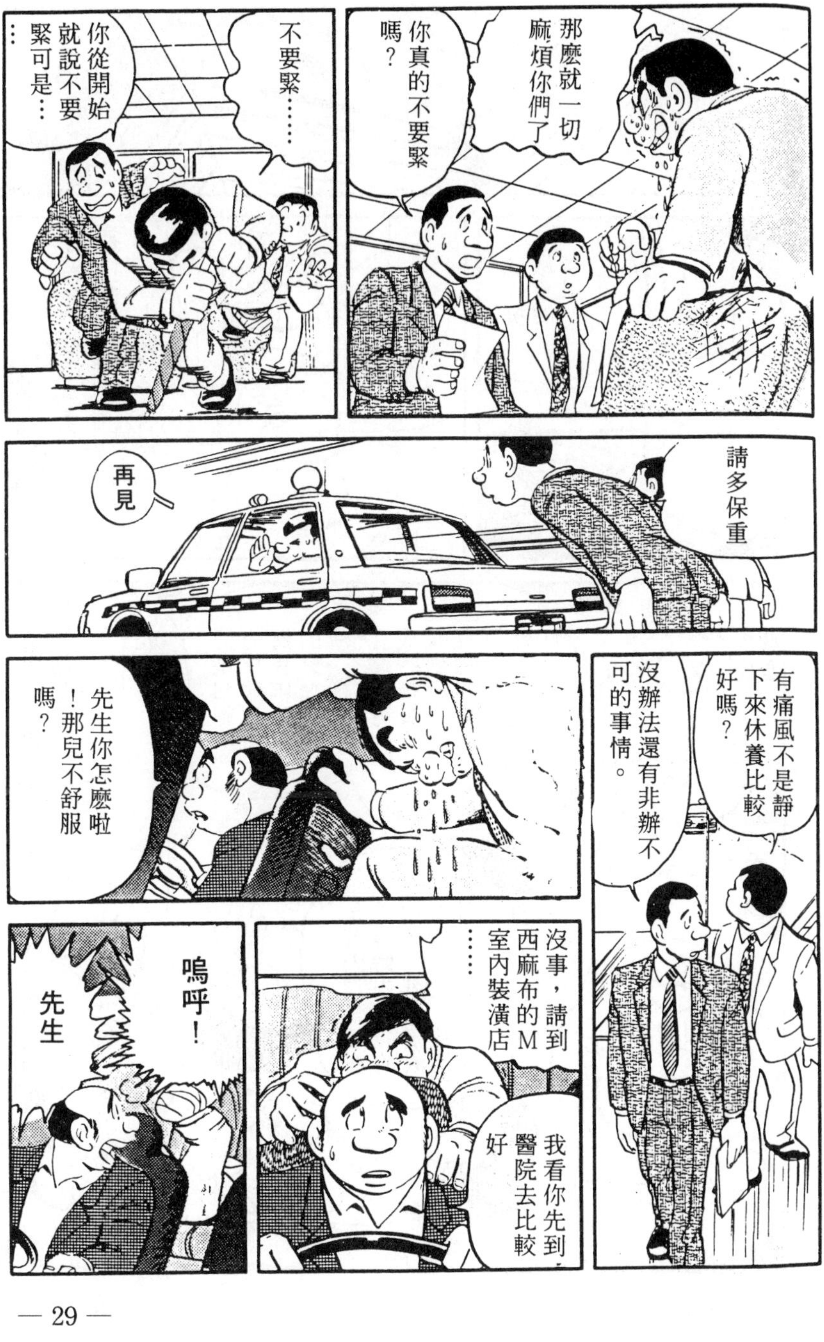
那麼就一切痲煩你們了
你真的不要緊嗎？
不要緊……
你從開始就說不要緊可是……
請多保重
再見
有痛風不是靜下來休養比較好嗎？
沒辦法還有非辦不可的事情。
先生你怎麼啦！那兒不舒服嗎？
沒事，請到西麻布的M室內裝潢店……
我看你先到醫院去比較好
嗚呼！
先生

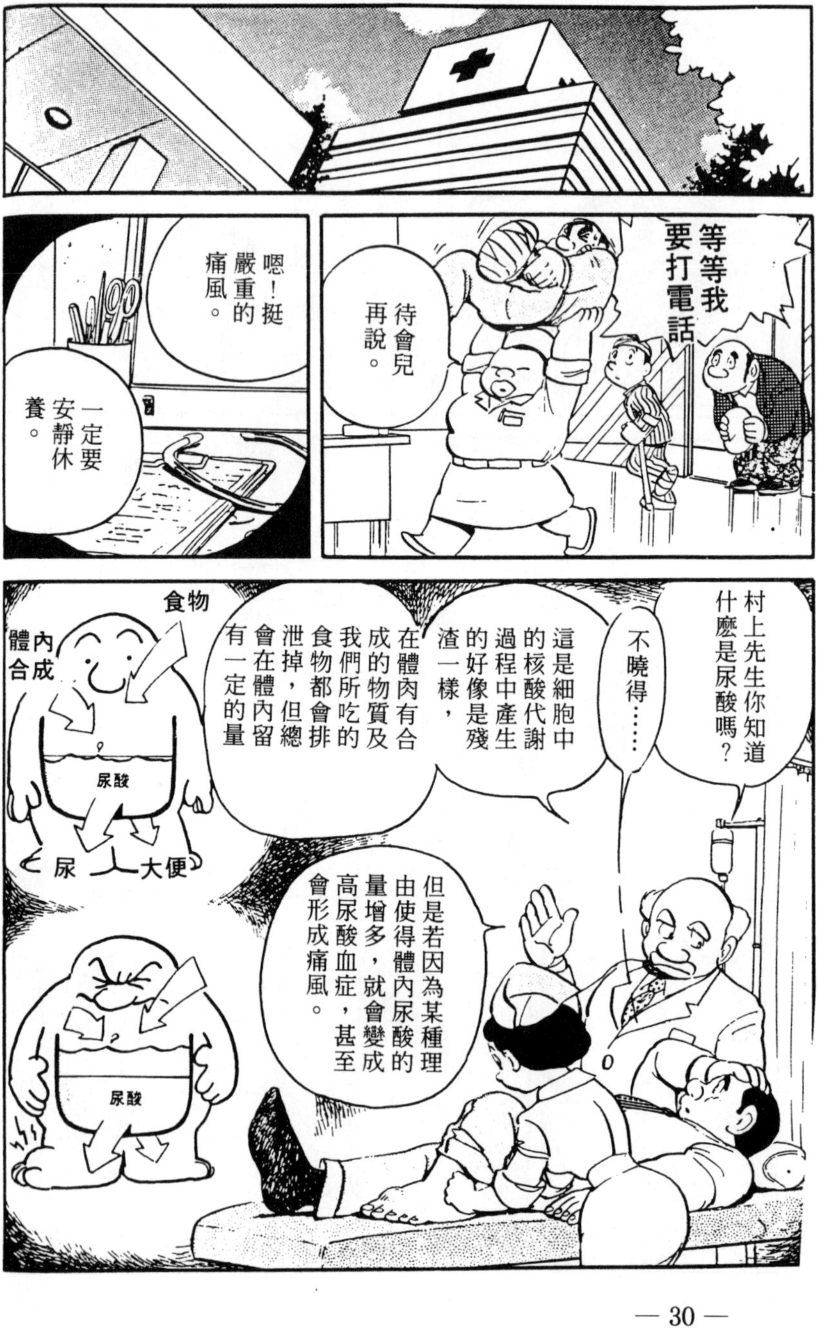
等等我要打電話
待會兒再說。
嗯！挺嚴重的痛風。
一定要安靜休養。
村上先生你知道什麼是尿酸嗎？
不曉得……
這是細胞中的核酸代謝過程中產生的好像是殘渣一樣，
在體內有合成的物質及我們所吃的食物都會排泄掉，但總會在體內留有一定的量
食物
體內合成
尿酸
尿
大便
但是若因為某種理由使得體內尿酸的量增多，就會變成高尿酸血症，甚至會形成痛風。
尿酸

穀　類	米飯、麵包、麵條、蕎麥、玉蜀黍
芋薯類	馬鈴薯、甘藷、片栗粉、青芋
牛乳與其加工品	牛乳、乳酪、奶油、脫脂奶
蔬菜類	甘藍菜、番茄、胡蘿蔔、黃瓜、南瓜、白菜、茄子
水果類	季節水果、果子醬、罐頭類
油脂類	沙拉油、牛油、菜種油
海藻類	紫菜、裙帶菜、昆布
調味料	醋、鹽、砂糖、醬油、麥芽糖、蜂蜜
嗜好品	茶、咖啡、可可亞、巧克力
其　他	肝油、木耳、明膠

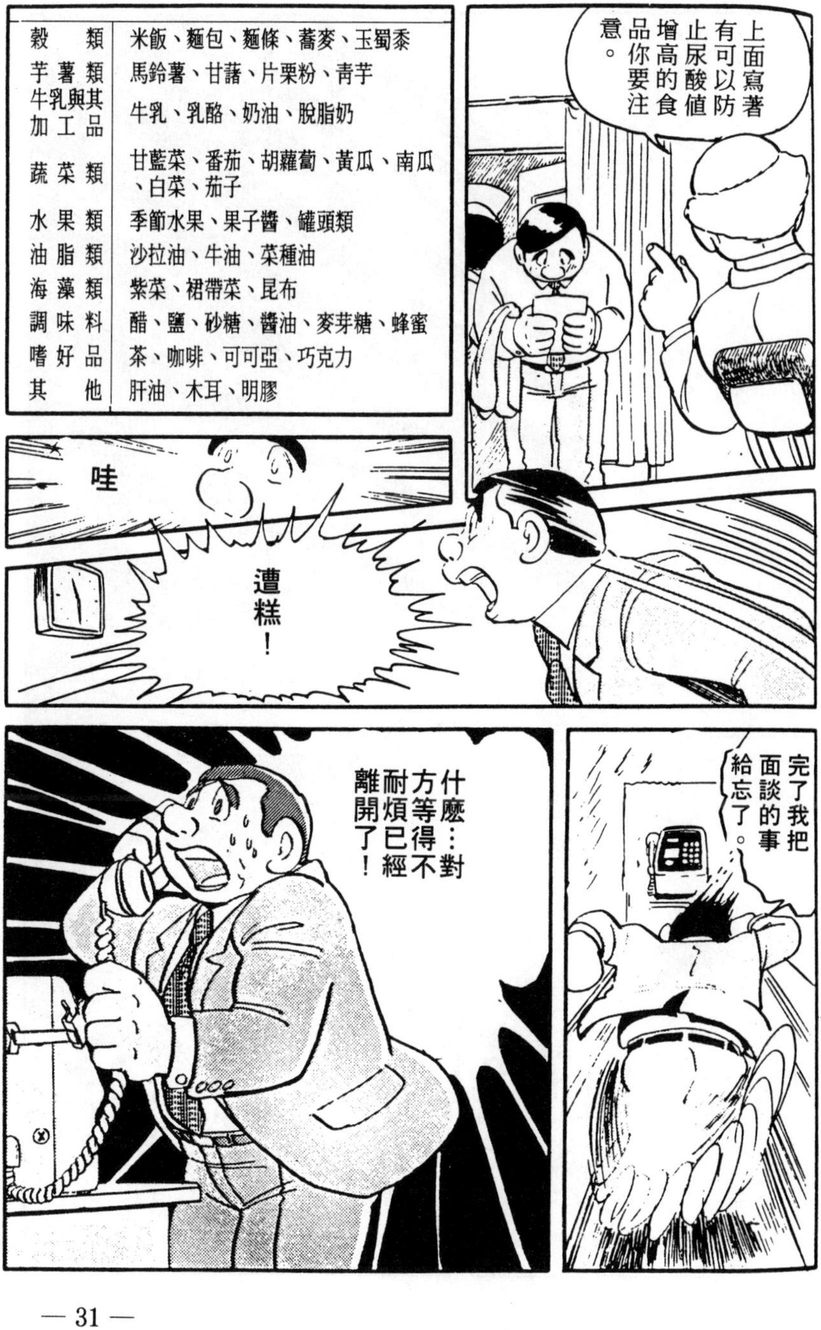
上面寫著有可以防止尿酸值增高的食品你要注意。
哇
遭糕！
完了我把面談的事給忘了。
什麼…不對方等得不耐煩已經離開了！

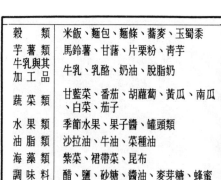

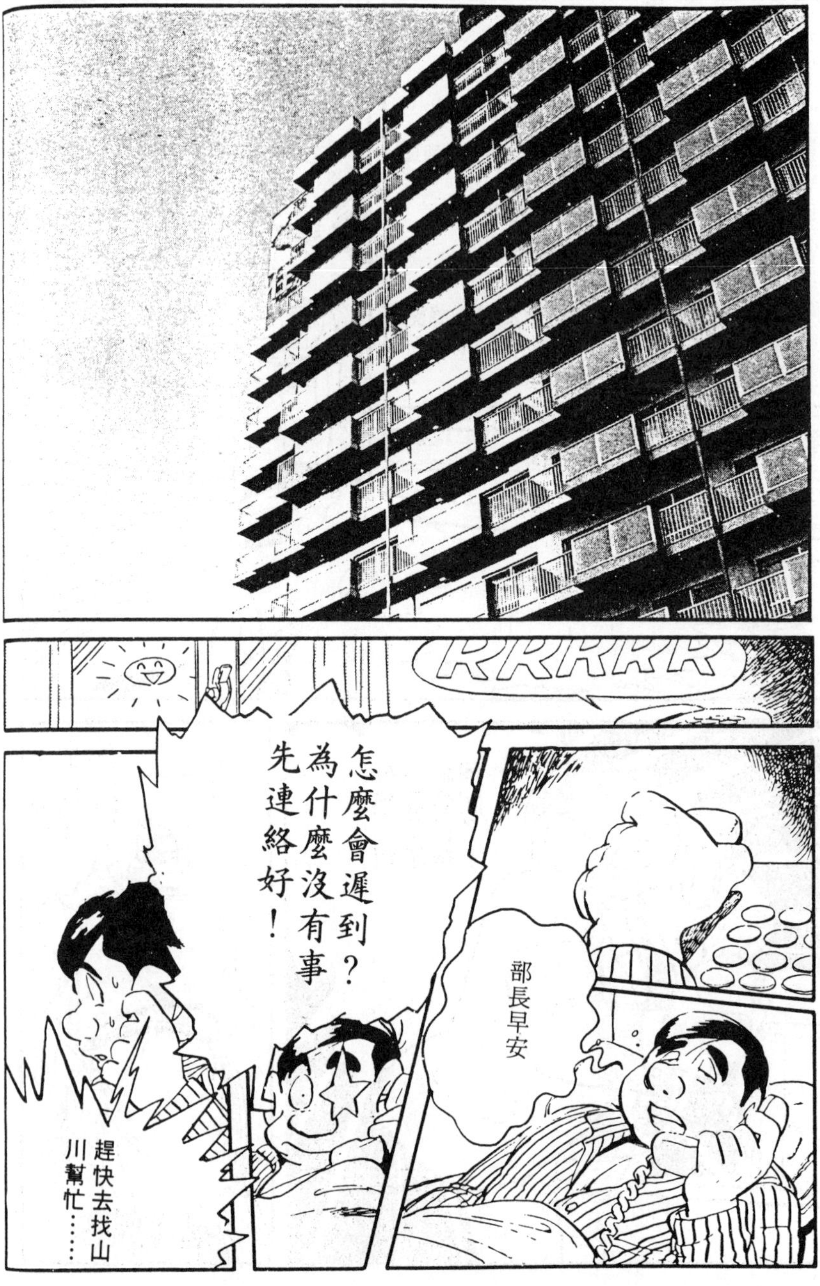
RRRRR
怎麼會遲到？
為什麼沒有事
先連絡好！
部長早安
趕快去找山
川幫忙……

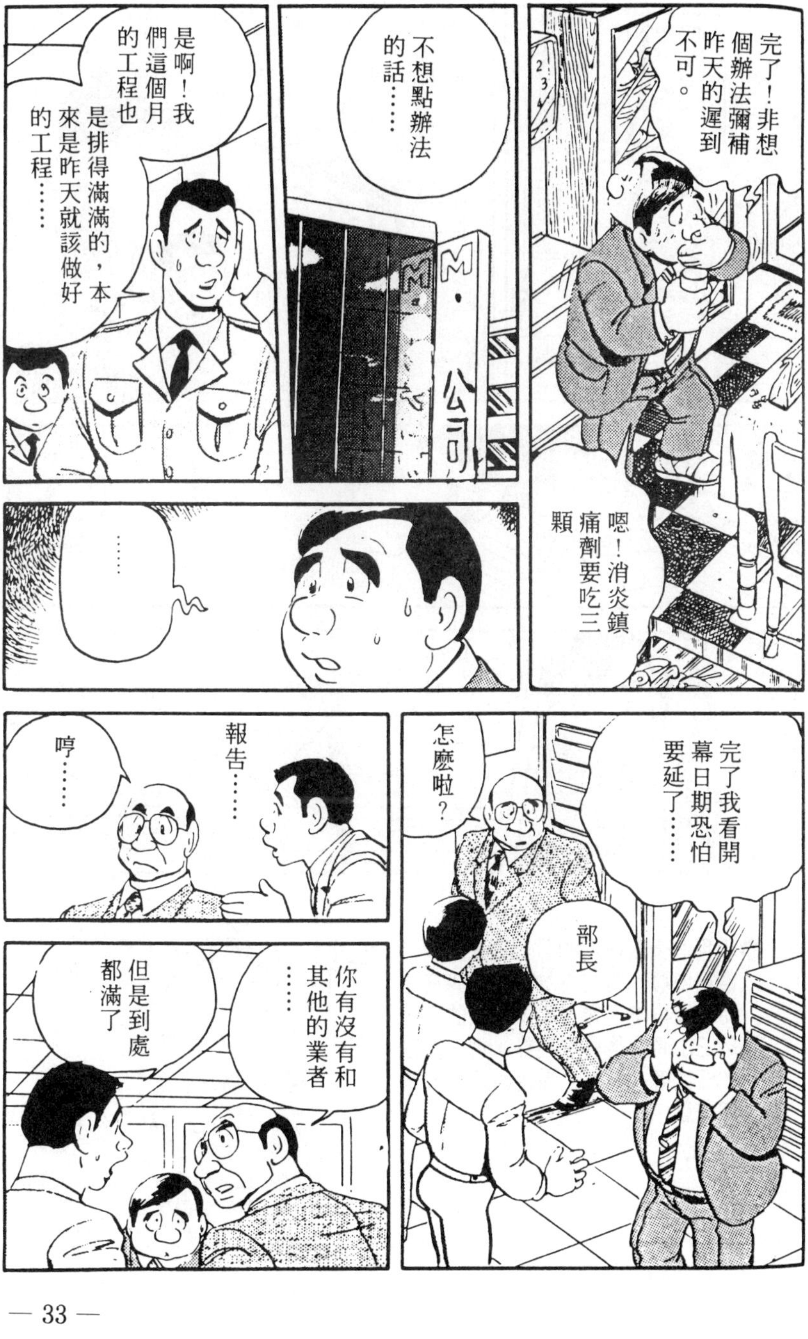
完了！非想個辦法彌補昨天的遲到不可。
嗯！消炎鎮痛劑要吃三顆
不想點辦法的話……
M・公司
是啊！我們這個月的工程也是排得滿滿的，本來是昨天就該做好的工程……
……
完了我看開幕日期恐怕要延了……
怎麼啦？
部長
報告……
哼……
你有沒有和其他的業者……
但是到處都滿了

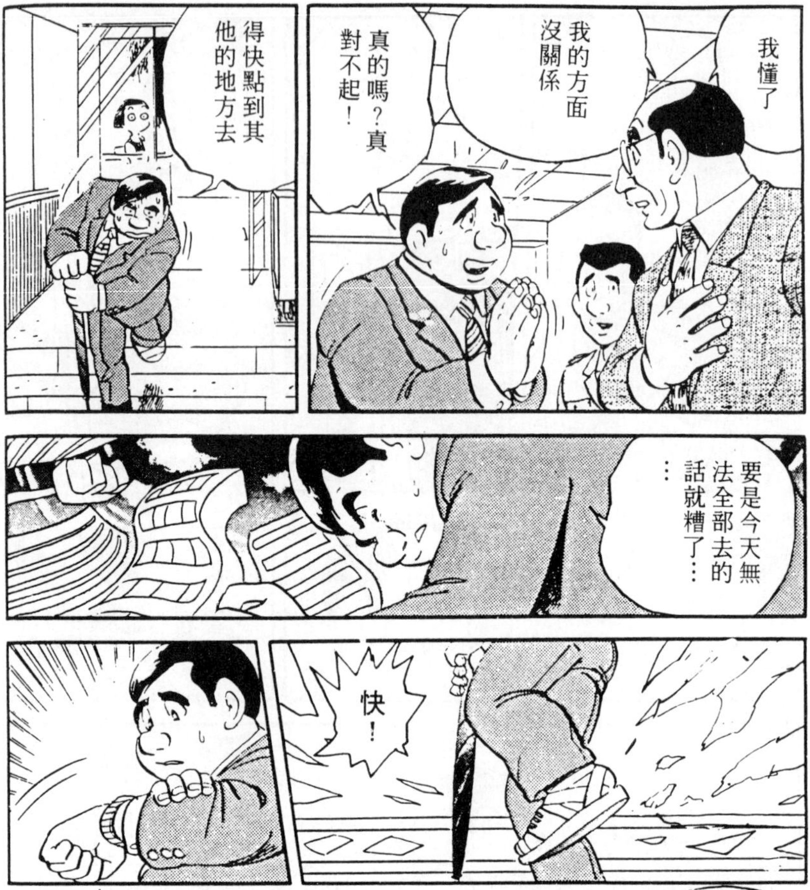
我懂了
我的方面沒關係
真的嗎？真對不起！
得快點到其他的地方去
要是今天無法全部去的話就糟了……
快！

●服用消炎鎮痛劑的「三三三原則」當痛風發作時首先吃三顆，等三小時之後再吃三顆，如果沒效的話，過三小時之後再吃三顆。每一次三顆三次總共九顆，而後再視狀況增加藥量。

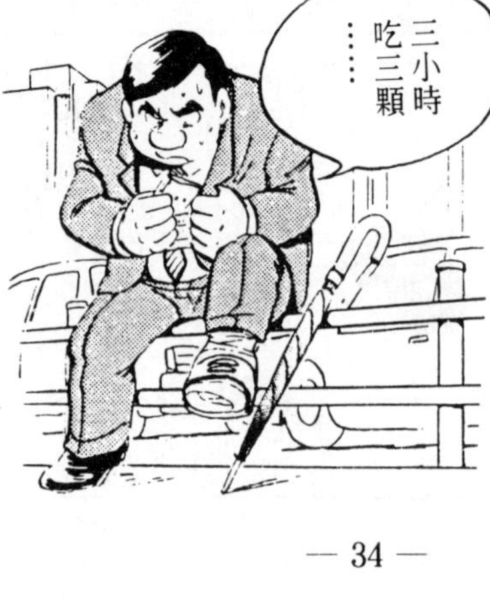
三小時吃三顆……

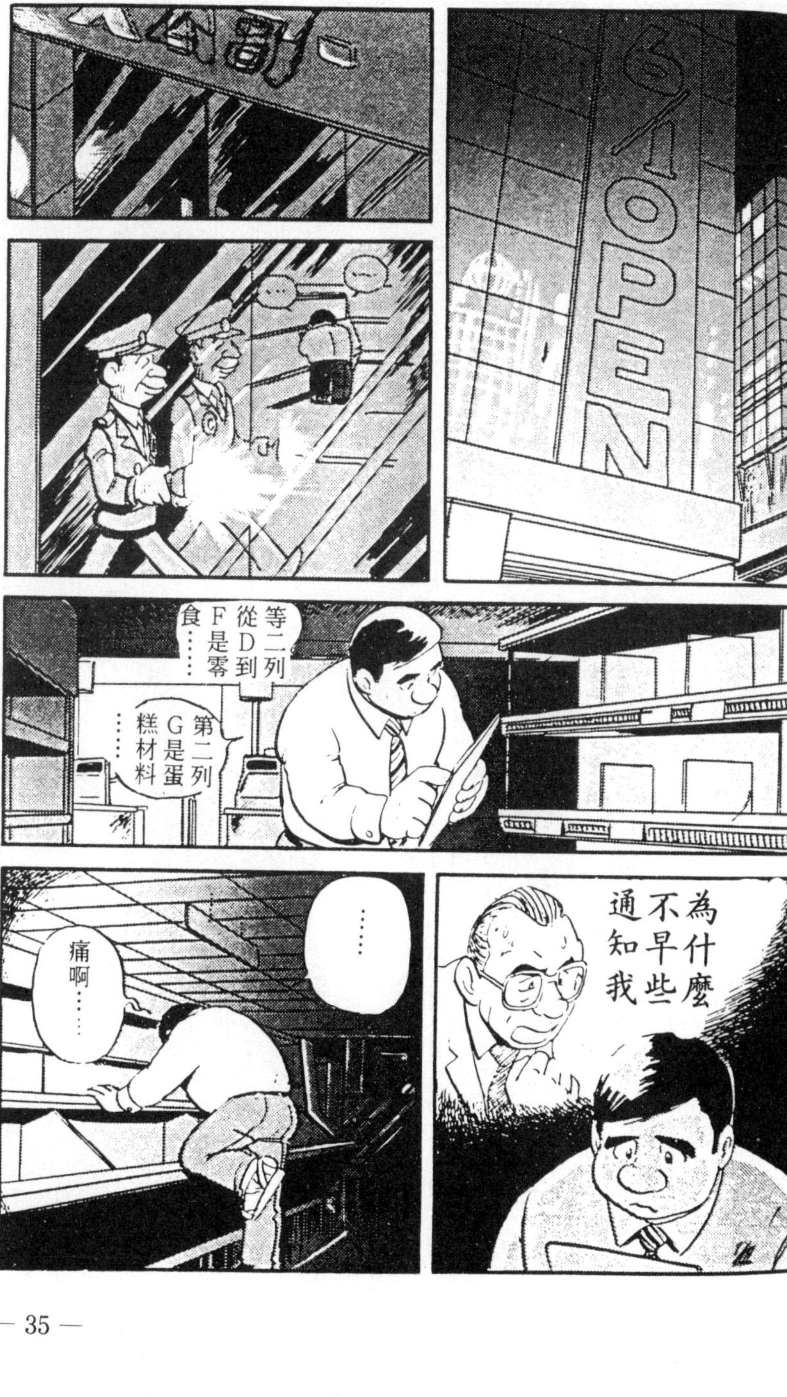
6/1 OPEN
等二列從D到F是零食……
第二列G是蛋糕材料……
為什麼不早些通知我
……
痛啊……

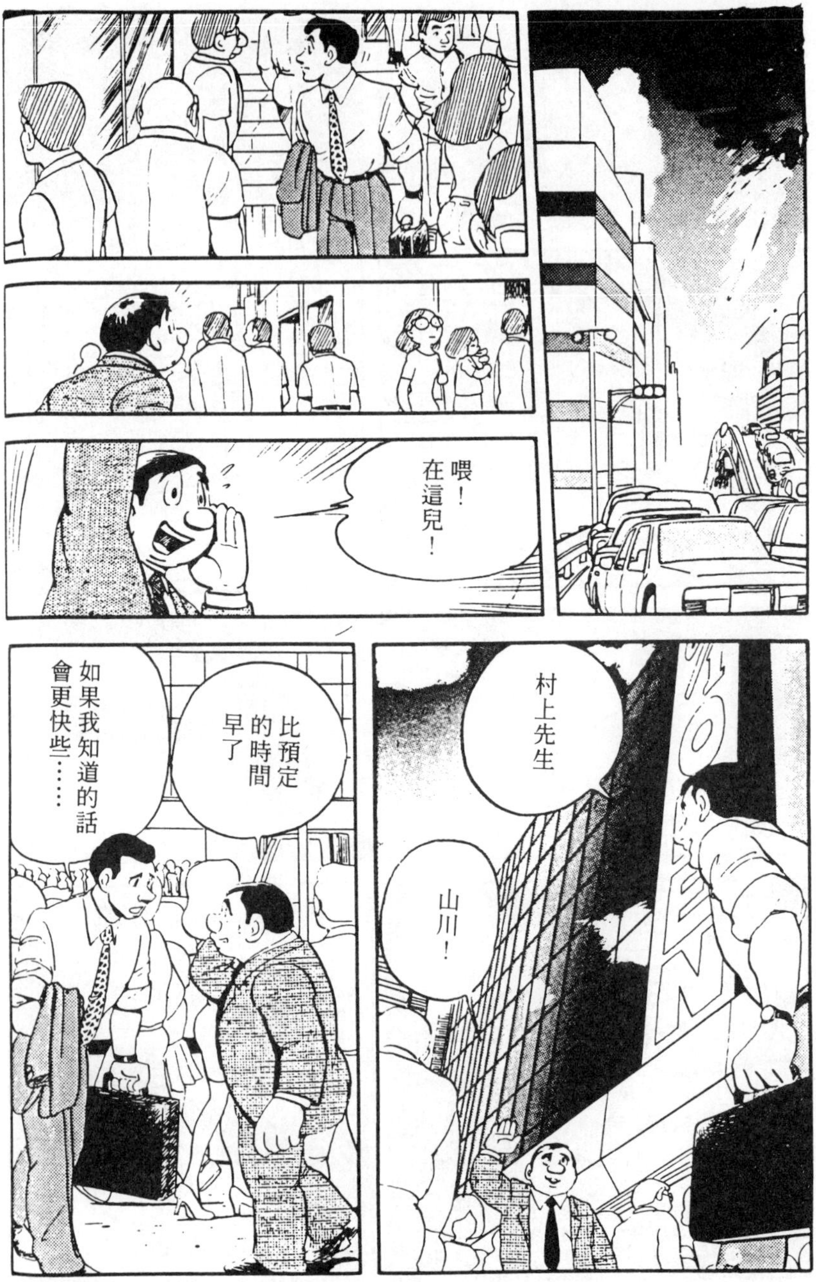
喂！在這兒！
村上先生
山川！
比預定的時間早了
如果我知道的話會更快些……

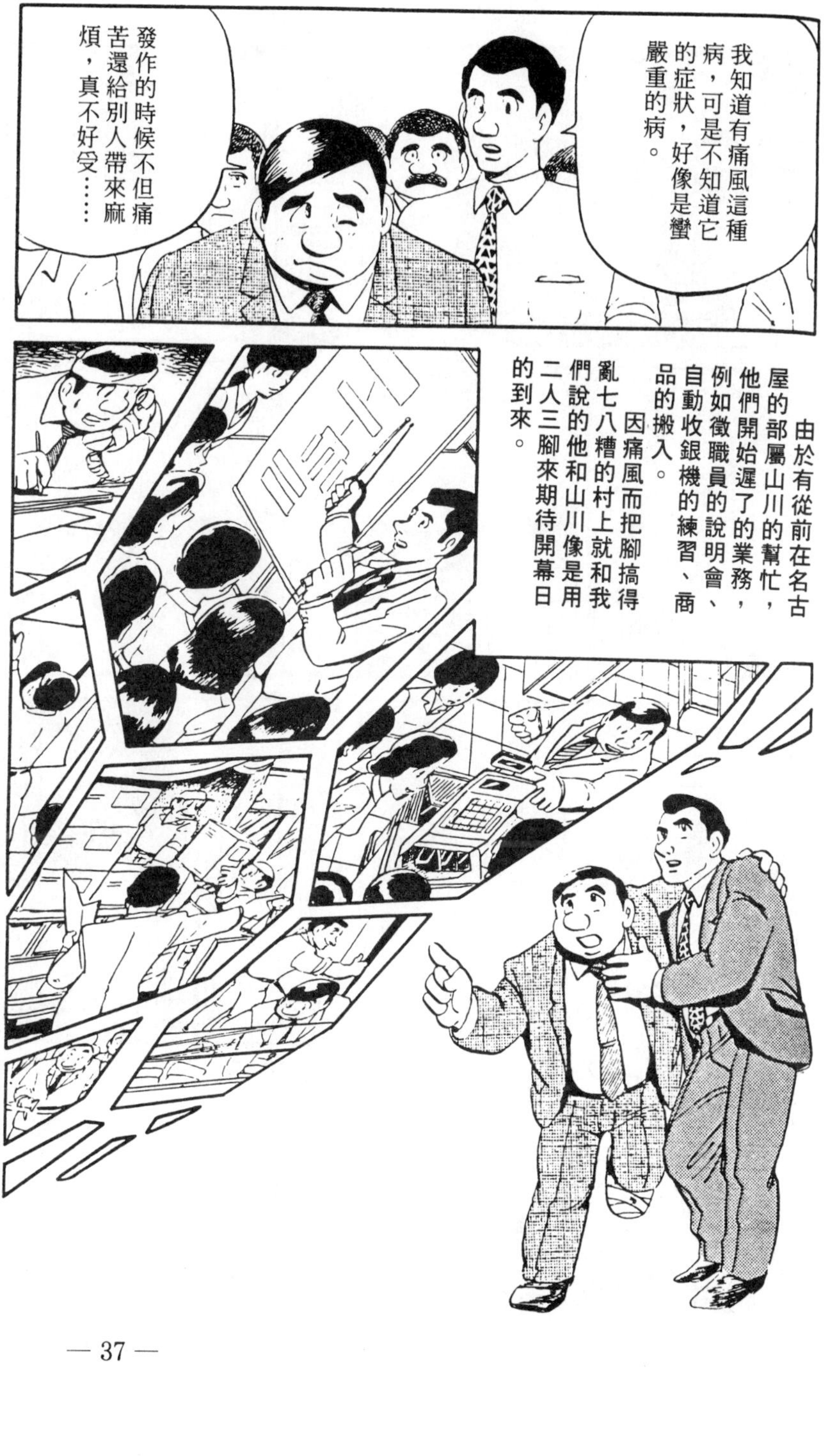
我知道有痛風這種病，可是不知道它的症狀，好像是蠻嚴重的病。
發作的時候不但痛苦還給別人帶來麻煩，真不好受……
由於有從前在名古屋的部屬山川的幫忙，他們開始遲了的業務，例如徵職員的說明會、自動收銀機的練習、商品的搬入。
因痛風而把腳搞得亂七八糟的村上就和我們說的他和山川像是用二人三腳來期待開幕日的到來。

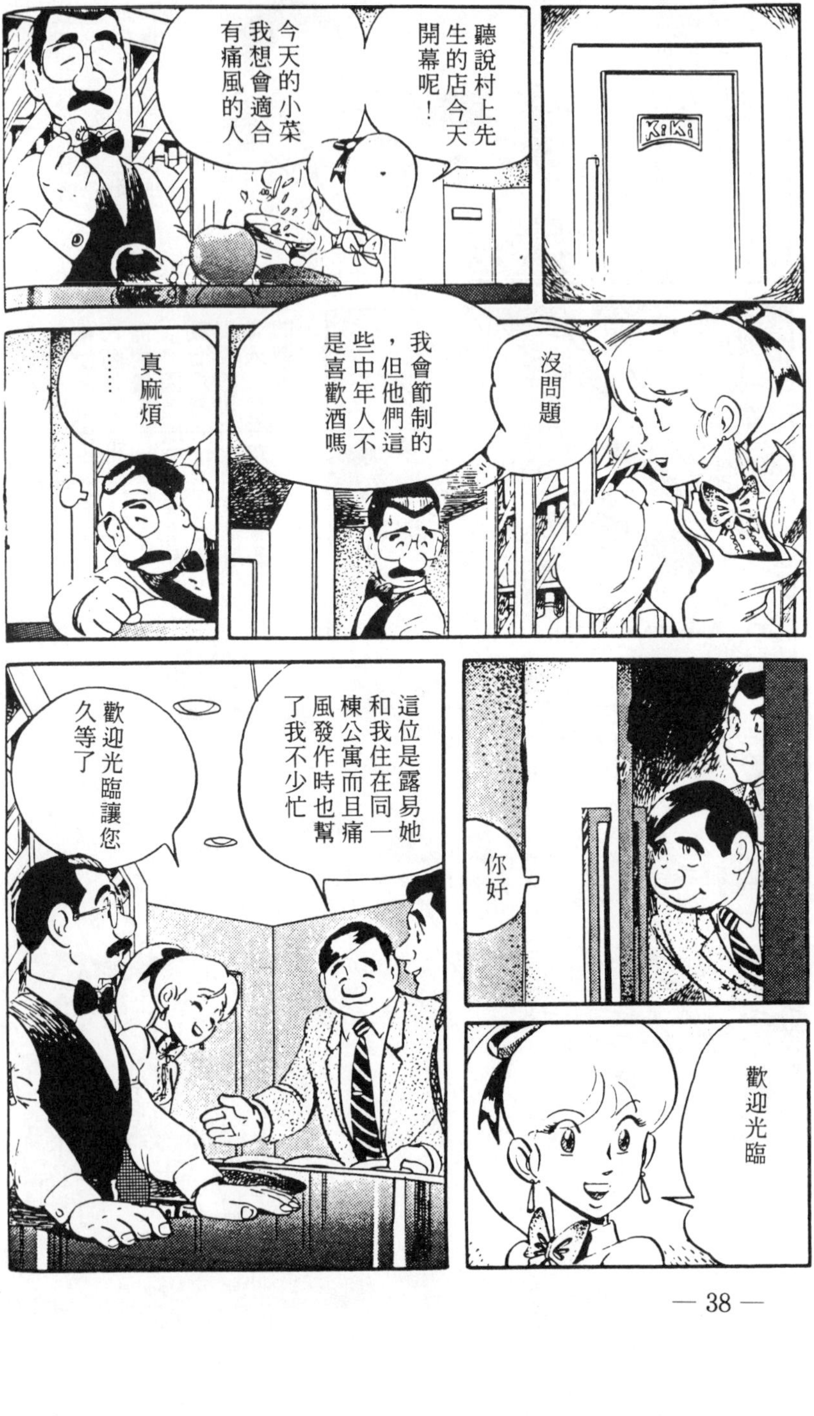
KiKi
聽說村上先生的店今天開幕呢！
今天的小菜我想會適合有痛風的人
沒問題
我會節制的，但他們這些中年人不是喜歡酒嗎
真麻煩……
你好
歡迎光臨
這位是露易她和我住在同一棟公寓而且痛風發作時也幫了我不少忙
歡迎光臨讓您久等了

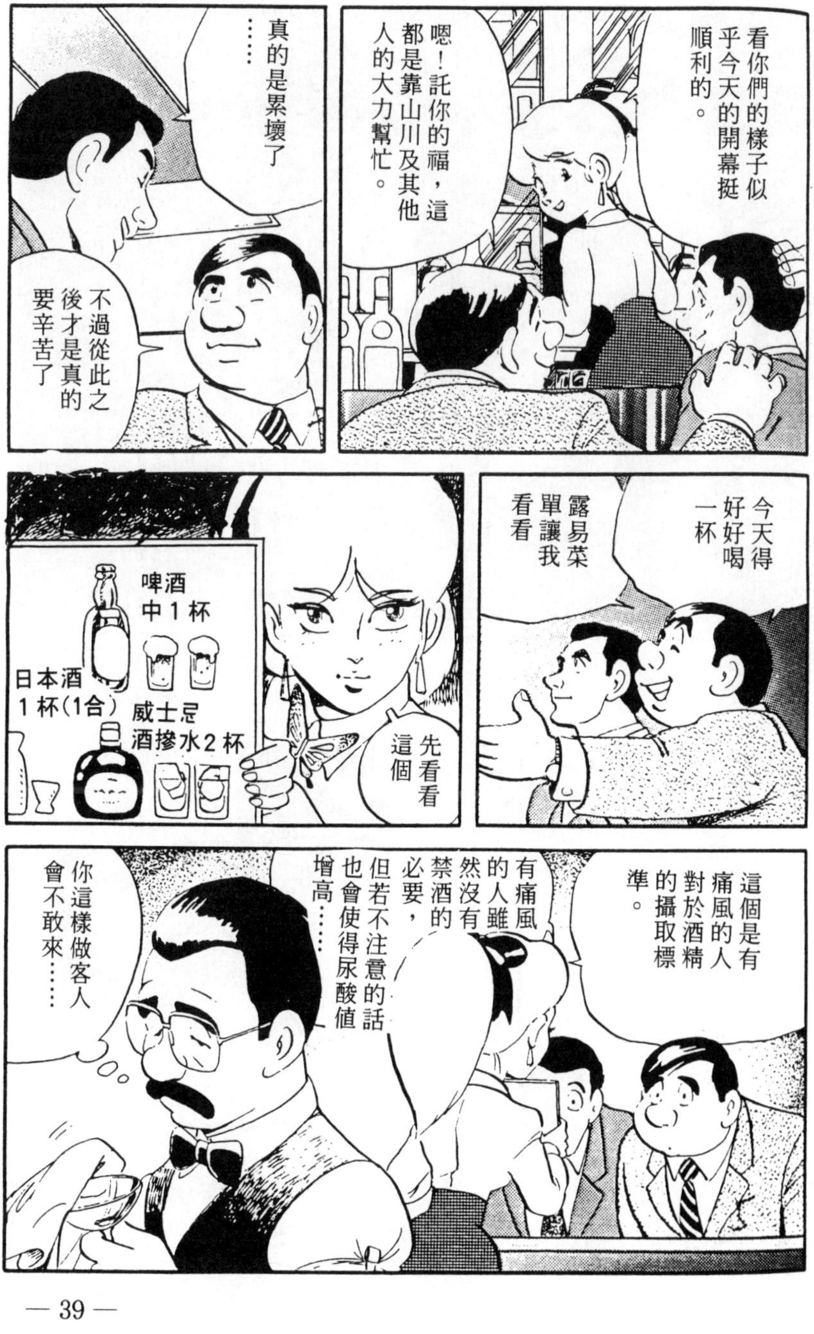
看你們的樣子似乎今天的開幕挺順利的。
嗯！託你的福，這都是靠山川及其他人的大力幫忙。
真的是累壞了……
不過從此之後才是真的要辛苦了
今天得好好喝一杯
露易菜單讓我看看
先看看這個
啤酒
中1杯
日本酒
1杯(1合)
威士忌
酒摻水2杯
這個是有痛風的人對於酒精的攝取標準。
有痛風的人雖然沒有禁酒的必要，但若不注意的話也會使得尿酸值增高……
你這樣做客人會不敢來……

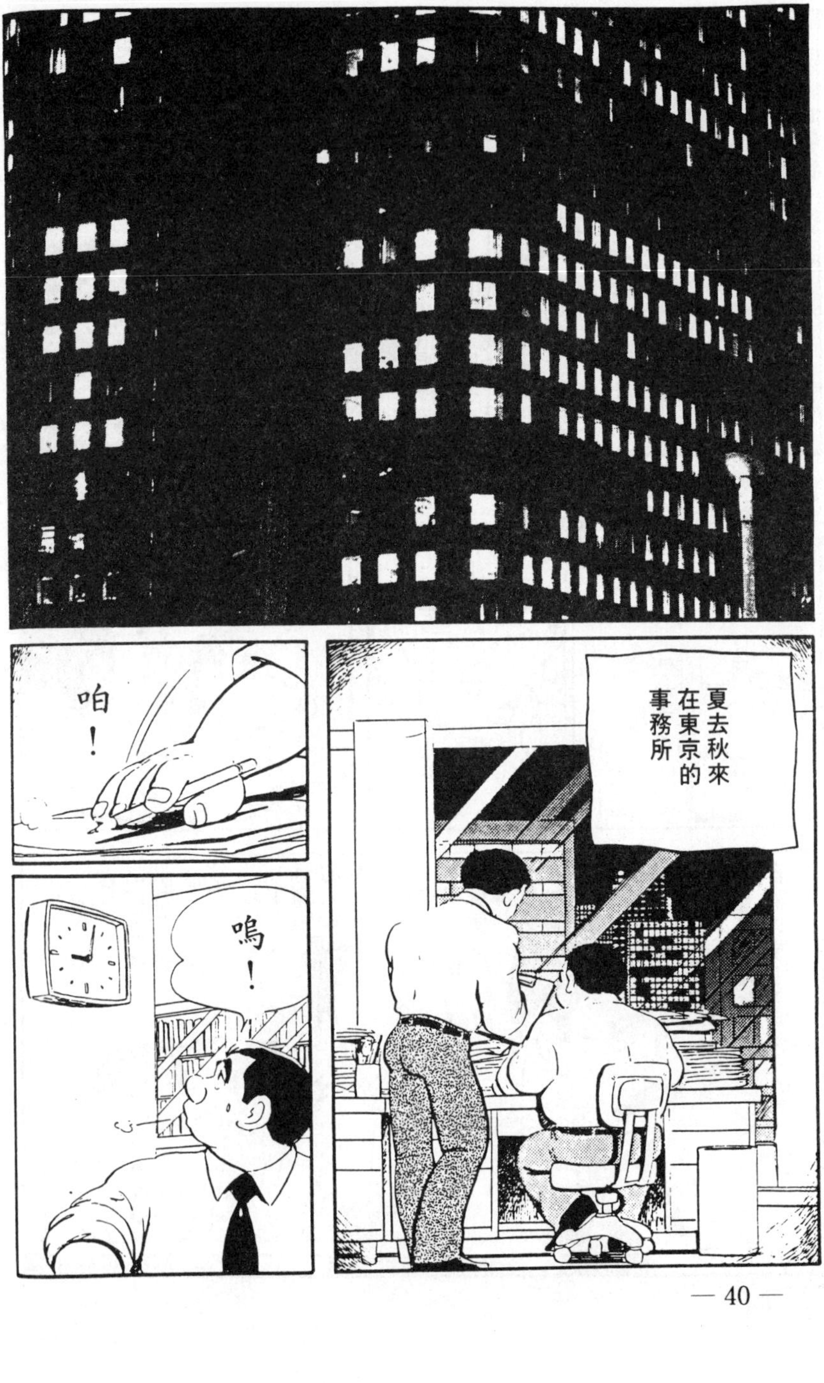
夏去秋來
在東京的
事務所
咱!
嗚!

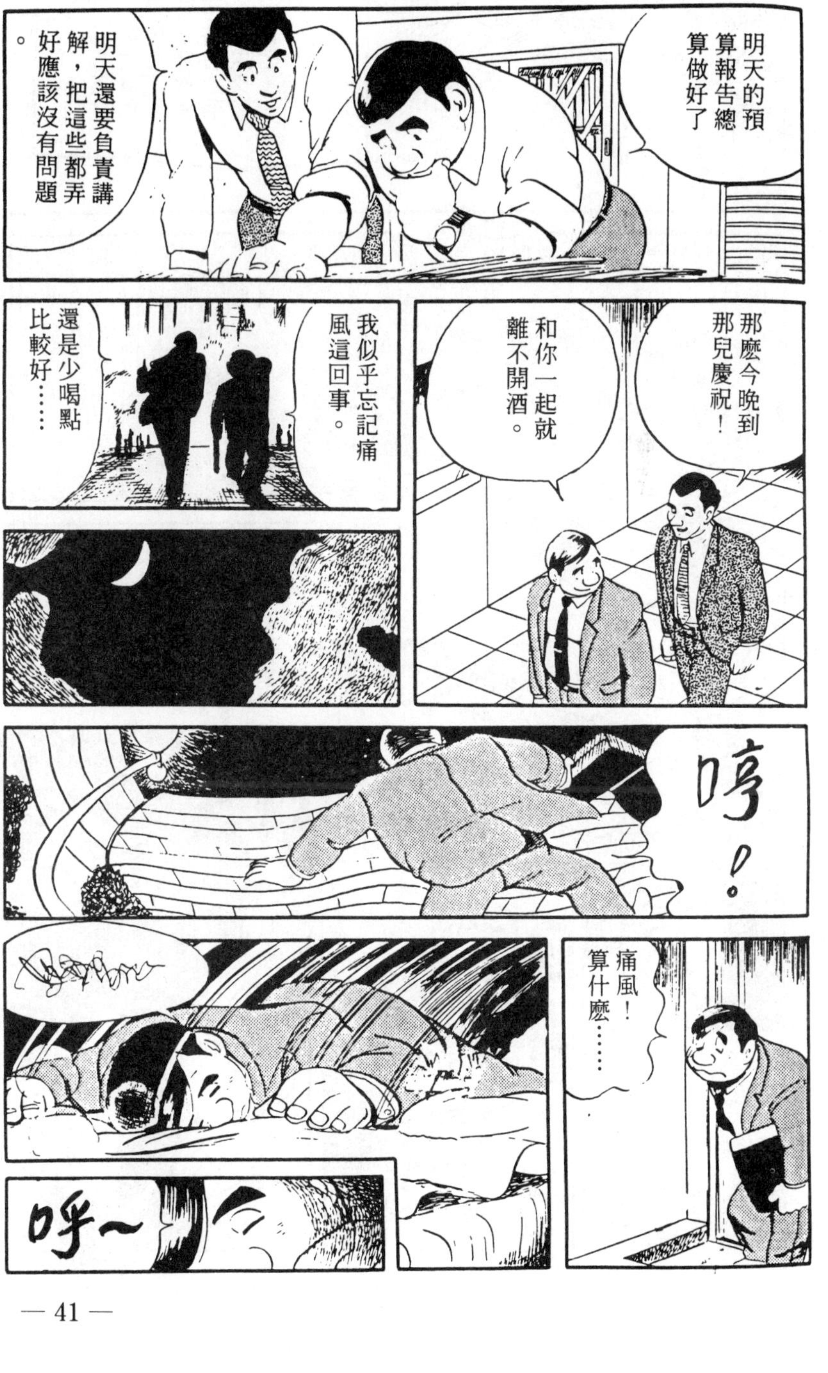
明天的預算報告總算做好了
明天還要負責講解，把這些都弄好應該沒有問題。
那麼今晚到那兒慶祝！
和你一起就離不開酒。
我似乎忘記痛風這回事。
還是少喝點比較好……
哼！
痛風！算什麼……
呼～

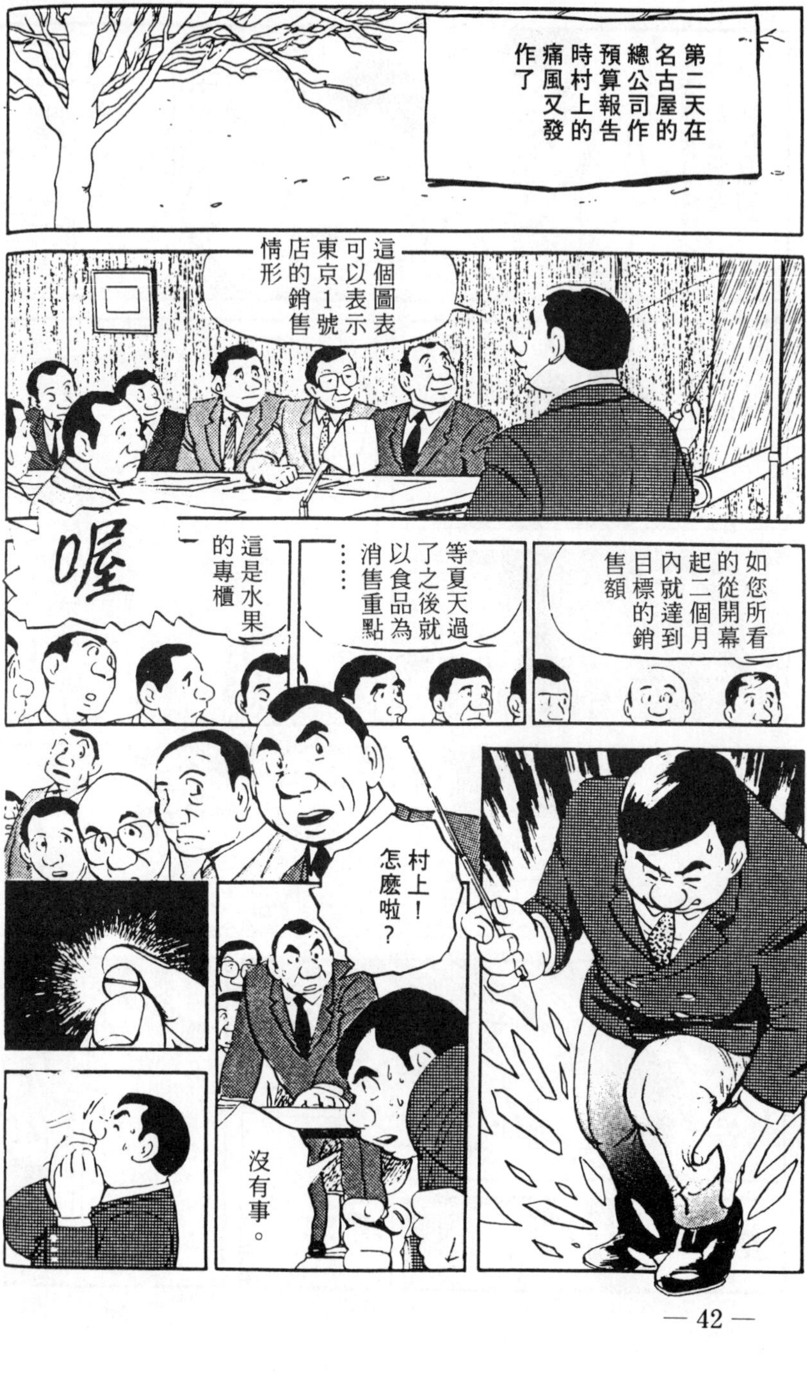

第二天在名古屋的總公司作預算報告時村上的痛風又發作了
這個圖表可以表示東京1號店的銷售情形
如您所看的從開幕起二個月內就達到目標的銷售額
等夏天過了之後就以食品為消售重點……
這是水果的專櫃
喔
村上！怎麼啦？
沒有事。

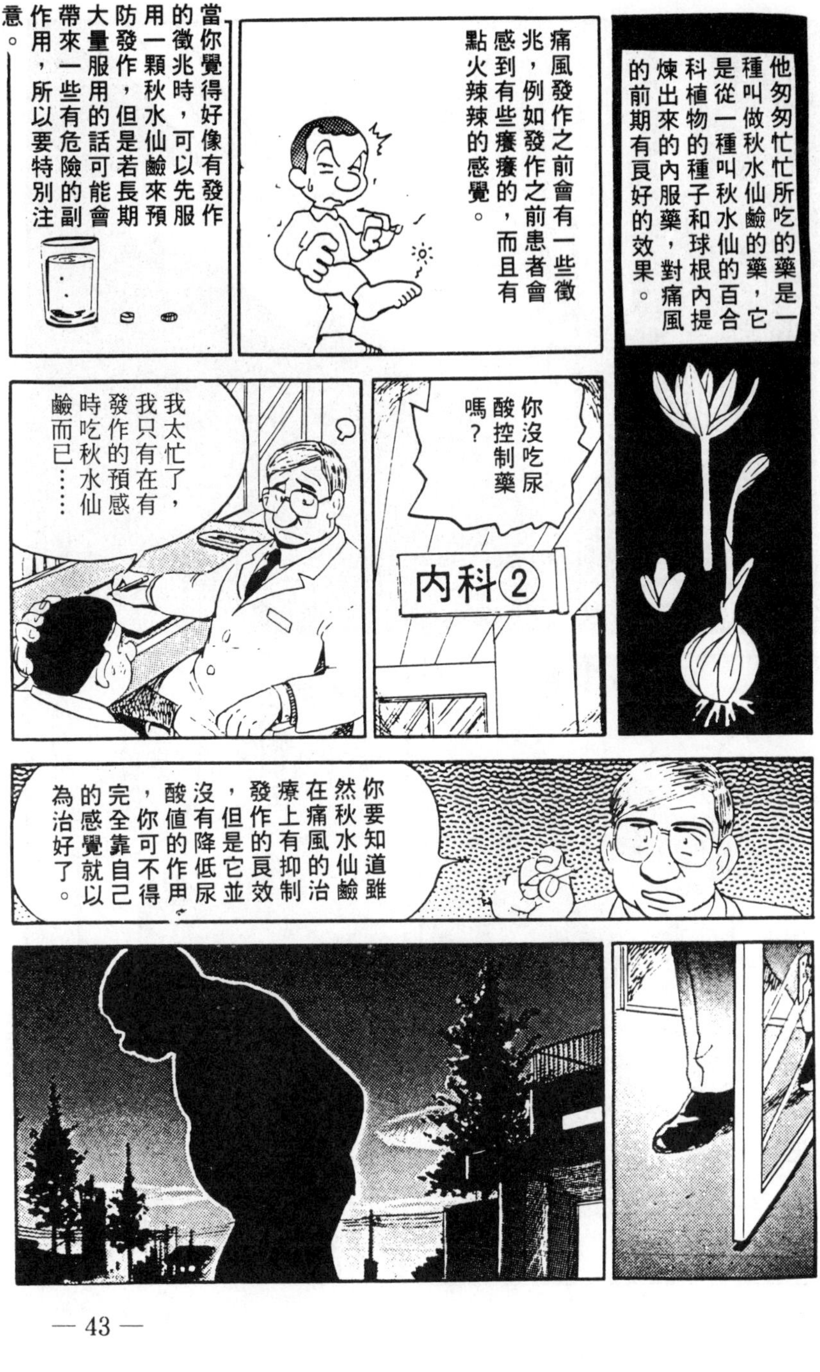
他匆匆忙忙所吃的藥是一種叫做秋水仙鹼的藥，它是從一種叫秋水仙的百合科植物的種子和球根內提煉出來的內服藥，對痛風的前期有良好的效果。
痛風發作之前會有一些徵兆，例如發作之前患者會感到有些癢癢的，而且有點火辣辣的感覺。
當你覺得好像有發作的徵兆時，可以先服用一顆秋水仙鹼來預防發作，但是若長期大量服用的話可能會帶來一些有危險的副作用，所以要特別注意。
你沒吃尿酸控制藥嗎？
內科②
我太忙了，我只有在有發作的預感時吃秋水仙鹼而已……
你要知道雖然秋水仙鹼在痛風的治療上有抑制發作的良效，但是它並沒有降低尿酸值的作用，你可不得完全靠自己的感覺就以為治好了。

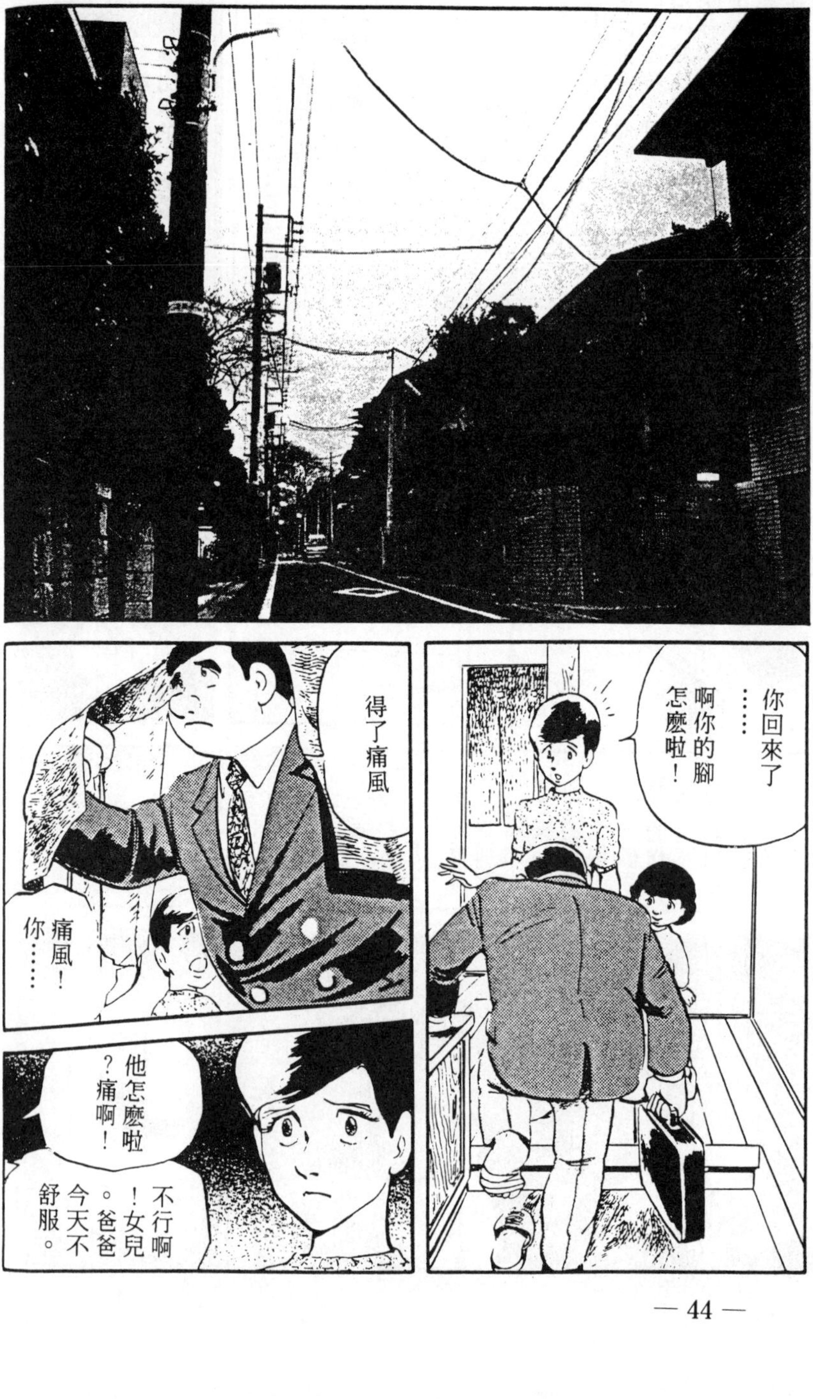
你回來了……
啊你的腳怎麼啦！
得了痛風
痛風！你……
他怎麼啦？痛啊！
不行啊！女兒。爸爸今天不舒服。

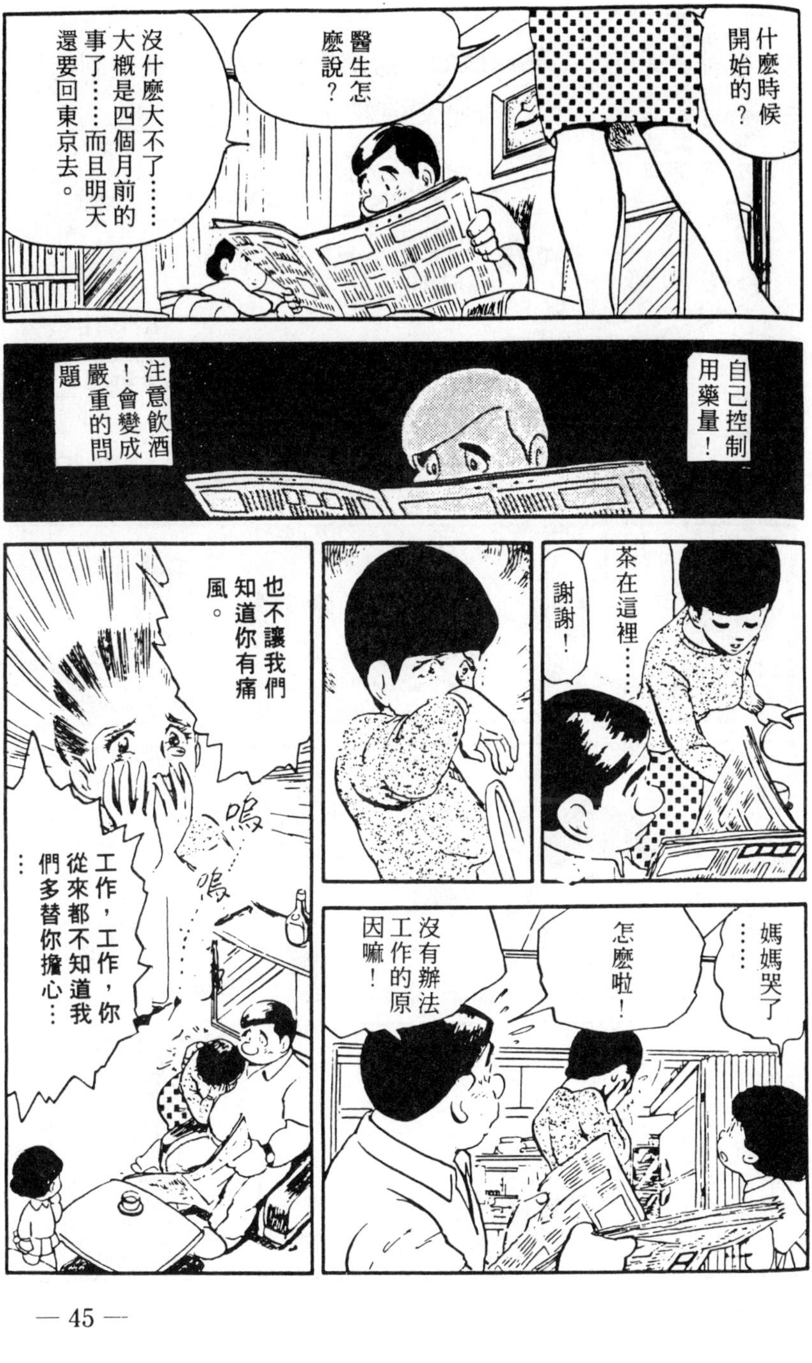

什麼時候開始的？
醫生怎麼說？
沒什麼大不了……大概是四個月前的事了……而且明天還要回東京去。
自己控制用藥量！
注意飲酒！會變成嚴重的問題
茶在這裡……
謝謝！
也不讓我們知道你有痛風。
嗚……嗚……
工作，工作，你從來都不知道我們多替你擔心……
媽媽哭了……
怎麼啦！
沒有辦法工作的原因嘛！

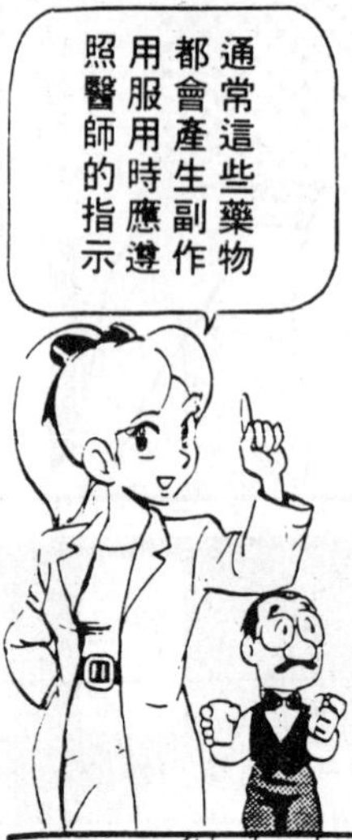
通常這些藥物都會產生副作用服用時應遵照醫師的指示

高尿酸血症所使用的藥劑（尿酸控制劑）

	尿酸合成阻礙劑	尿酸排泄劑	
	異嘌呤醇（ザイロリック®）1錠100mg	プロベネシド（ベネシッド®）1錠250mg	ベンズブロマロン（ユリノーム®）1錠50mg
初期服量	200mg／日（服用一週以後開始尿酸低下）	500mg／日	25mg／日
維持服量	400mg／日	1000mg／日	50mg／日（2～3週間達25mg／日漸漸增加）
半減期	3小時	8小時	12小時
副作用	藥疹、肝障礙中毒症候群	尿道結石胃腸障礙	胃腸障礙下痢

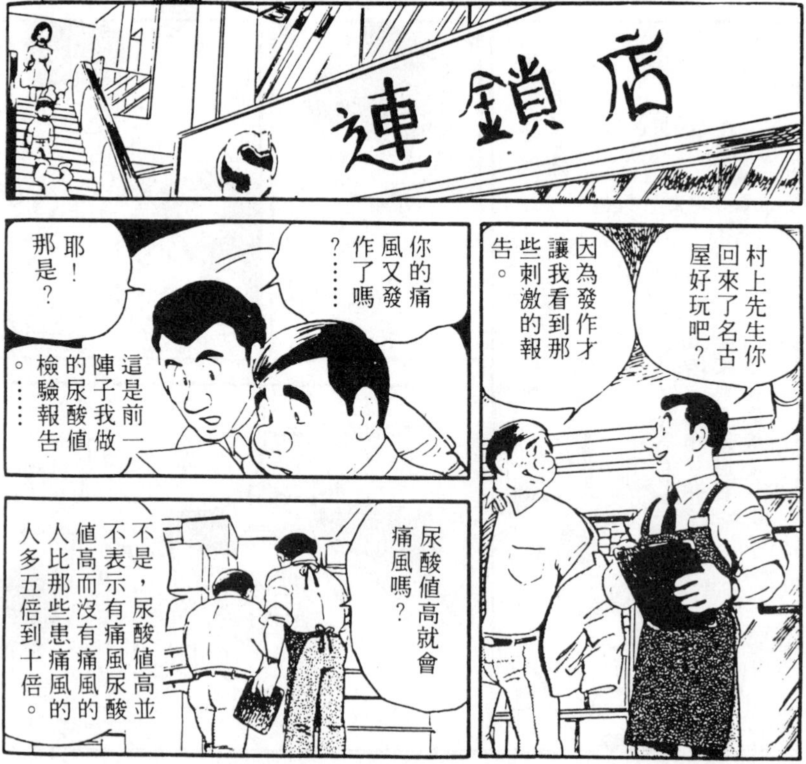

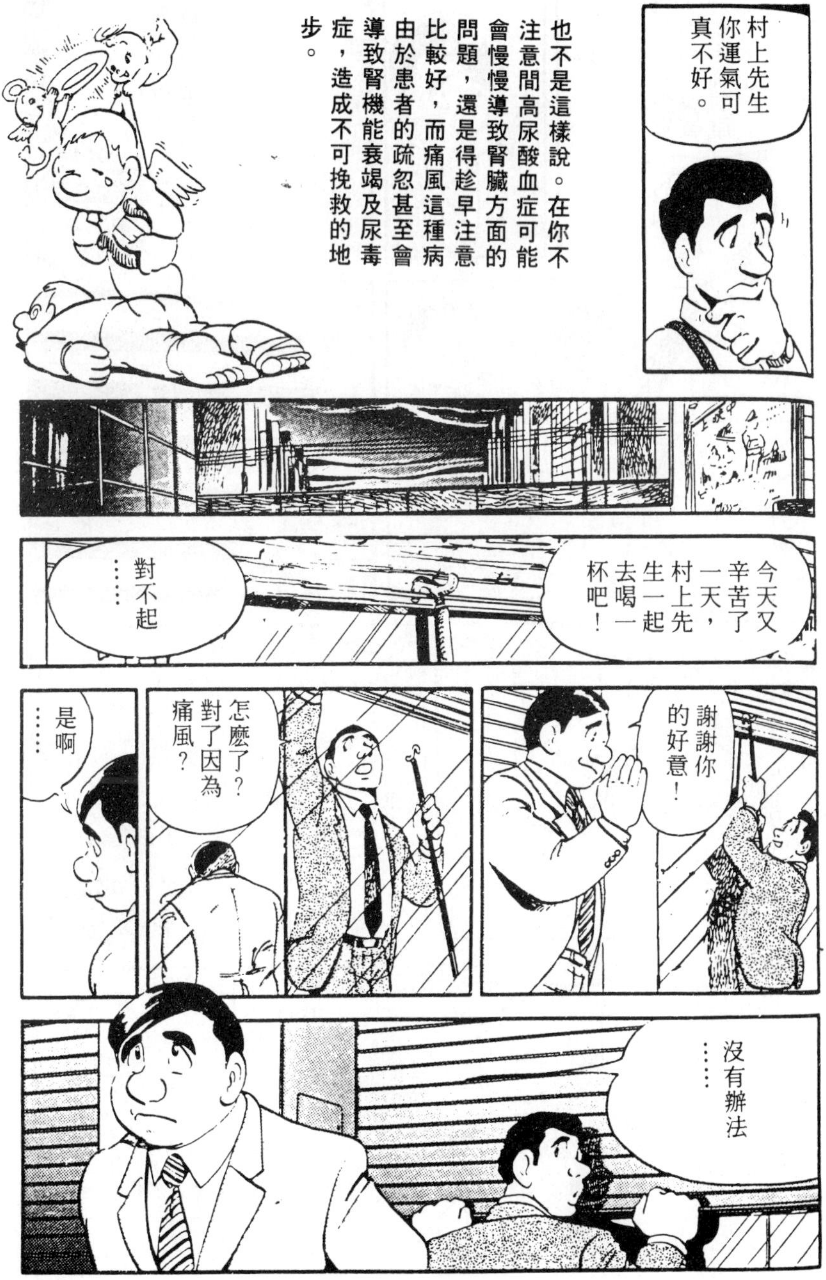
村上先生你運氣可真不好。
也不是這樣說。在你不注意間高尿酸血症可能會慢慢導致腎臟方面的問題，還是得趁早注意比較好，而痛風這種病由於患者的疏忽甚至會導致腎機能衰竭及尿毒症，造成不可挽救的地步。
今天又辛苦了一天，村上先生一起去喝一杯吧！
對不起……
謝謝你的好意！
怎麼了？對了因為痛風？
是啊……
沒有辦法……

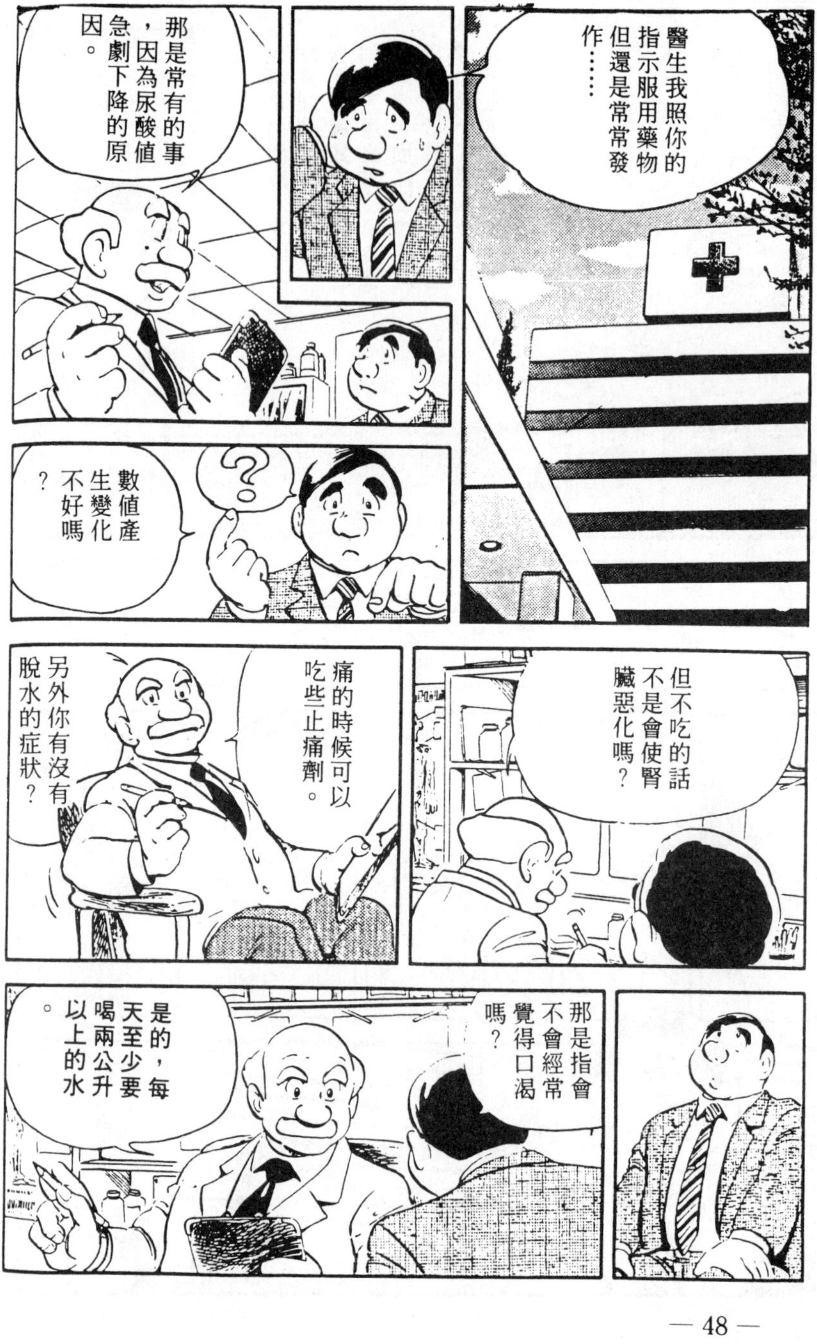
醫生我照你的指示服用藥物但還是常常發作……
那是常有的事，因為尿酸值急劇下降的原因。
數值產生變化不好嗎？
但不吃的話不是會使腎臟惡化嗎？
痛的時候可以吃些止痛劑。
另外你有沒有脫水的症狀？
那是指會不會經常覺得口渴嗎？
是的，每天至少要喝兩公升以上的水。

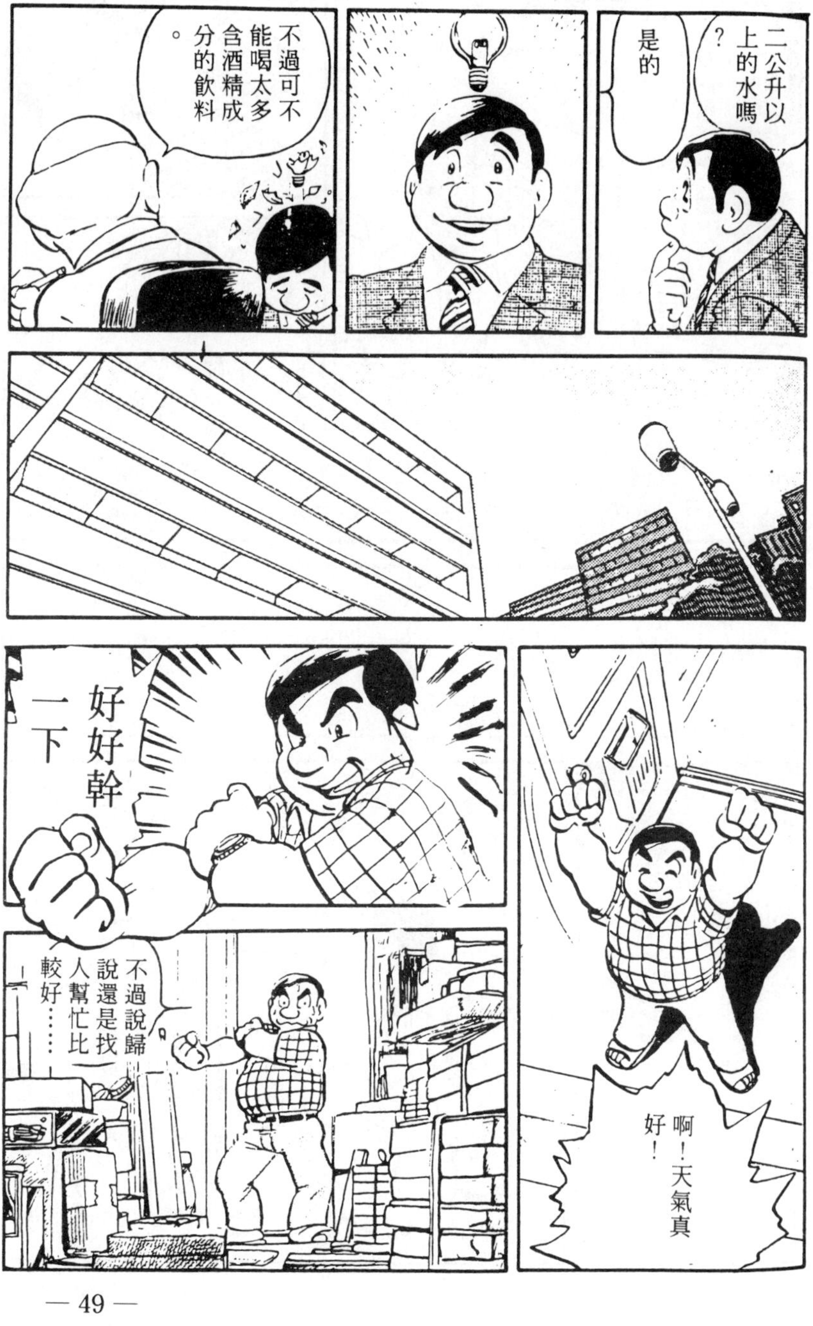
二公升以上的水嗎？
是的
不過可不能喝太多含酒精成分的飲料。
好好幹一下
啊！天氣真好！
不過說歸說還是找人幫忙比較好……

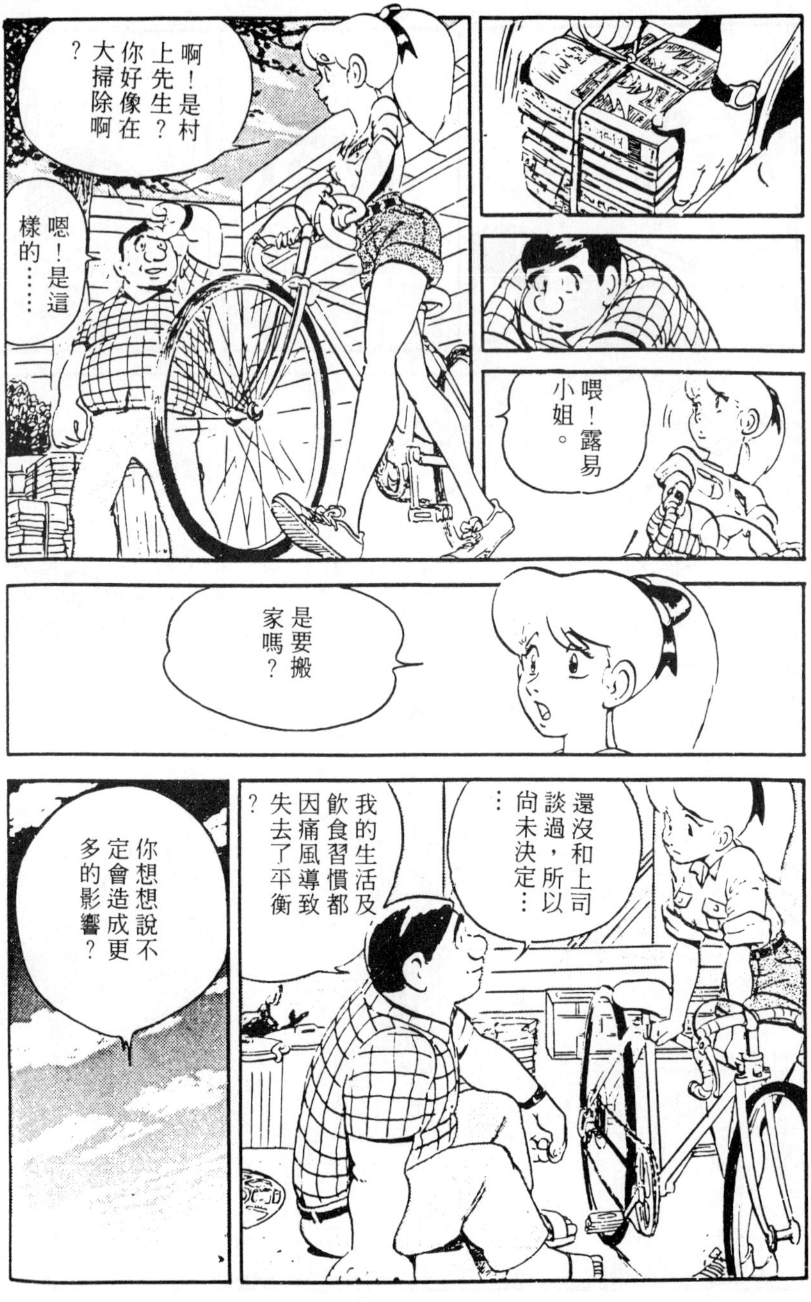
啊！是村上先生？你好像在大掃除啊？
嗯！是這樣的……
喂！露易小姐。
是要搬家嗎？
還沒和上司談過，所以尚未決定……
我的生活及飲食習慣都因痛風導致失去了平衡？
你想想說不定會造成更多的影響？

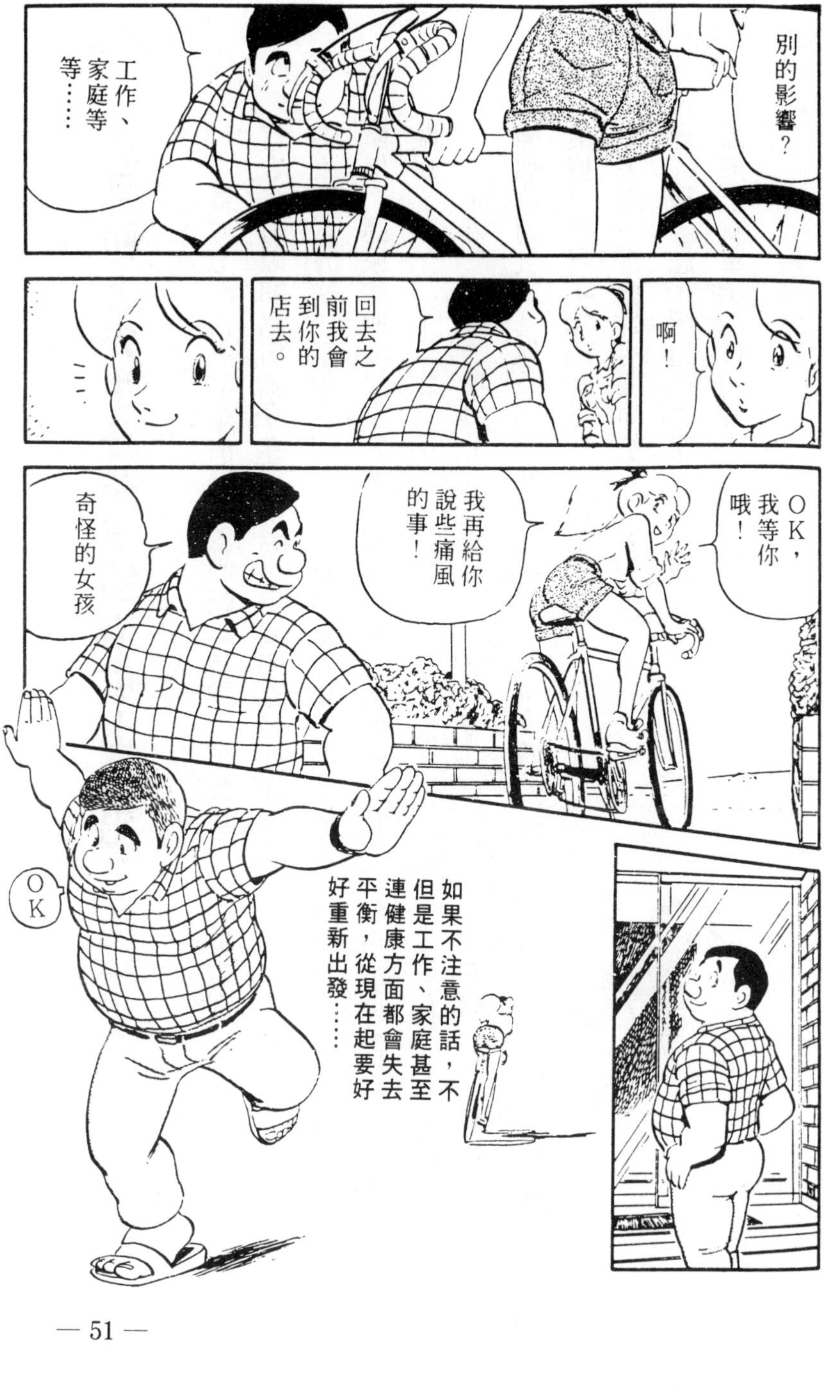
別的影響？
工作、家庭等等……
啊！
回去之前我會到你的店去。
OK，我等你哦！
我再給你說些痛風的事！
奇怪的女孩
如果不注意的話，不但是工作、家庭甚至連健康方面都會失去平衡，從現在起要好好重新出發……
OK

於是村上先生在痛風的治療上踏出了第一步

對村上而言，這是治療痛風的關鍵時刻，事實真正的治療現在才開始。當然是有方法可以抑制痛風發作，不過最重要的還是要從根本上著手。因此，你不僅要知道治療的方法，更重要的還是要對痛風有更多的了解才是根本之道。為什麼會得到痛風？高尿酸血症又是怎樣的病症？要如何治療？有那些藥可治療痛風？要怎麼去做呢？

從第二章開始我們用一些實例、插圖及圖表來為您說明一些您在痛風治療上不可不知的知識。按照順序讀下去您一定會對治療痛風有更多的概念。只要您了解這些之後一定可以在治療上有事半功倍的效果。

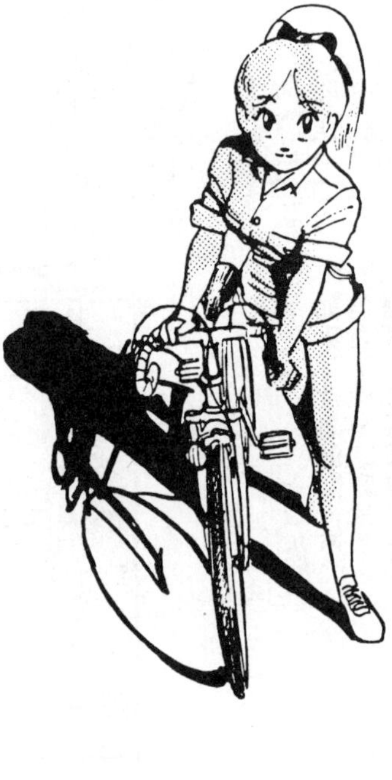

第二章　痛風所需知道的事項

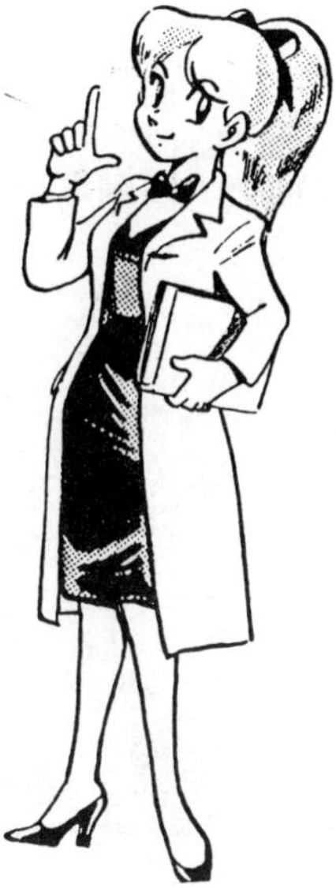

在這章裡首先我們先為您詳細說明到底痛風是什麼樣的病。接著為了要深入了解痛風是如何形成，我們特地從尿酸的生化學方面來詳加解說。對於困難及難以理解的部份您只要看過就可以了。假如你從頭到尾看了之後，相信你一定會對痛風及尿酸方面有概略的印象。因此，接下來的內容與其說是治療不如說是能使你更深入了解痛風。

痛風可以治癒，但必須注意日常生活及治療

■在痛風的治療上，醫學專家間也有不同的看法

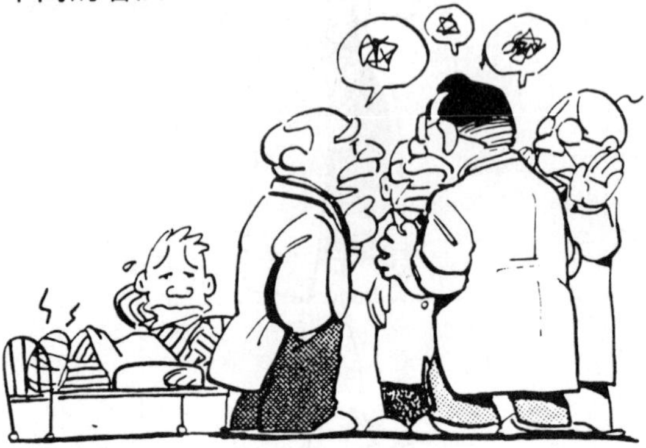

過去，痛風在我國是非常少見的病症。但是最近卻有愈來愈多的人得到痛風的趨勢。

當我們提到痛風時，通常會想說那只是關節方面的病，但實際上它有許多你意想不到的併發症。我們可以治療痛風，但是卻無法完全將因痛風所導致的問題給完全解決，而且一旦你停止治療的話還會有再度發作的情形。

所以，治療痛風必須從日常生活中著手，持續的接受治療。另外，連醫生在內部可能對痛風也有錯誤的理解，而且醫生們之間的意見也不統一，所以說沒有辦法徹底去解決問題。

為什麼稱它為痛風呢？

■痛風發作時稍微動一下就會疼得半死

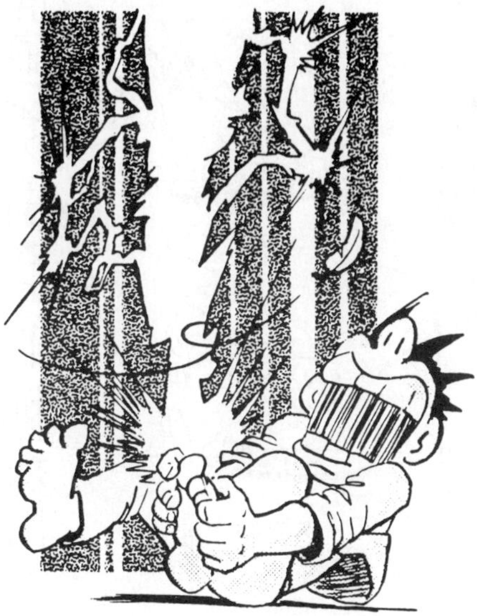

「痛風」從它的名稱來解釋是一種「會疼痛的病」。也有人說在發作時連旁人走路所引起的空氣振動的力量都會加重痛苦。好像在前面的漫畫中曾提過的：像風一樣悄悄地來然後悄悄的消失（參照二十四頁）。

在較早的醫學用語裡，「風」是指「有系統的侵犯全身」的意思。根據這種解釋的話，我們可以想像痛風是一種伴隨著疼痛而有系統的侵犯全身的毛病。

痛風所引發的種種症狀

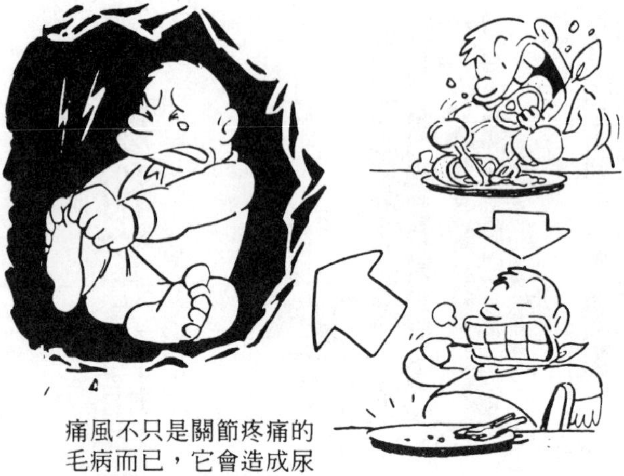

痛風不只是關節疼痛的毛病而已，它會造成尿酸排泄的障礙，並且有很多併發症，可以說是不比糖尿病輕的病。

高尿酸血症

痛風是一種因為在某些人體內的血液中含有特殊的遺傳性物質，使得體內的尿酸因種種原因增加而引發的毛病，在接下來的內容會陸續為你介紹各種痛風的症狀。單是只有血液中的尿酸值增高而沒有其他的症狀，我們不認為是痛風，而稱為「高尿酸血症」。但高尿酸血症卻是最有可能導致痛風。我們也可以說它是痛風的前身。

在前面說過痛風有種種症狀，

■痛風會引發種種的併發症

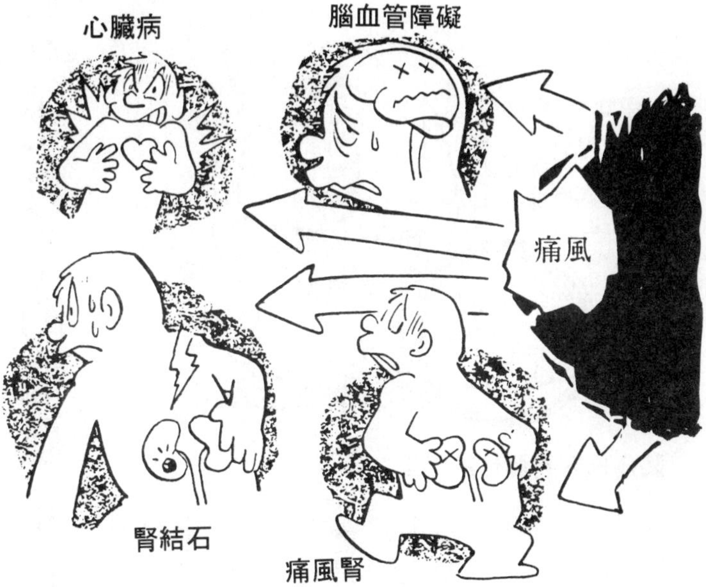

首先就先談談「痛風聚積症」。這是指尿酸因不容易在血液中溶解而使得在關節軟骨、皮下及腎臟等部分聚積許多尿酸所造成的毛病。

「痛風發作」是說那些聚積在各部分的尿酸結晶造成關節疼痛的毛病。

另外，在皮下組織的尿酸結晶則會造成「痛風結節」（參照一二三頁）。而且尿酸還會造成腎臟的過濾機能產生問題，使腎臟功能不正常。這時稱為「痛風腎」（參照一一九頁）。

百分之九十的痛風是在膝蓋以下發生

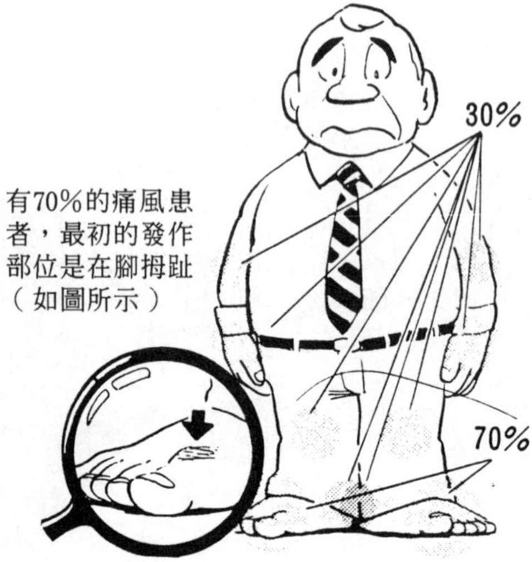
30%
70%
有70%的痛風患者，最初的發作部位是在腳拇趾（如圖所示）

■痛風容易發作的部位

痛風發作是痛風最主要的症狀。患者可以依據發作的情形來了解自己已經得了痛風。

痛風的發作可以說沒有時間性的，它總是突然就發作了，而令人措手不及，但是實際上在痛風發作之前患者本身或多或少都會有些預感和不舒服，卻沒想到那就是痛風發作的前兆而已。

痛風發作的時間通常在夜晚、凌晨，而百分之九十的發作部位在膝蓋以下，而百分之七十是發生在腳拇趾。

痛風的發作是因為這樣引起的

「痛風發作」是怎麼發生的，在五十七頁我們曾簡單說過現在我們再深入說明。

簡單地說痛風是關節發炎的毛病，更專門的解釋是「尿酸結晶誘起性滑膜炎」。當一些狀似針形的尿酸結晶在關節處形成時，人體會將它視為異物而以白血球去攻擊它，而同時在關節部分則會釋放出能導致發炎的化學物質。這就是關節會發炎的原因。

雖然白血球有保護人體安全的作用，但若超過限度則會造成身體上的疼痛問題。

■尿酸結晶是造成疼痛的原因

針狀的尿酸結晶

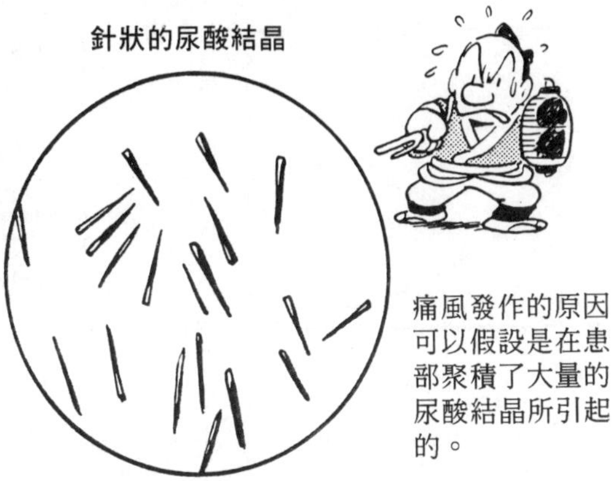

痛風發作的原因可以假設是在患部聚積了大量的尿酸結晶所引起的。

痛風所造成的劇痛是這樣形成的

■痛風發作隨時間的不同而有變化

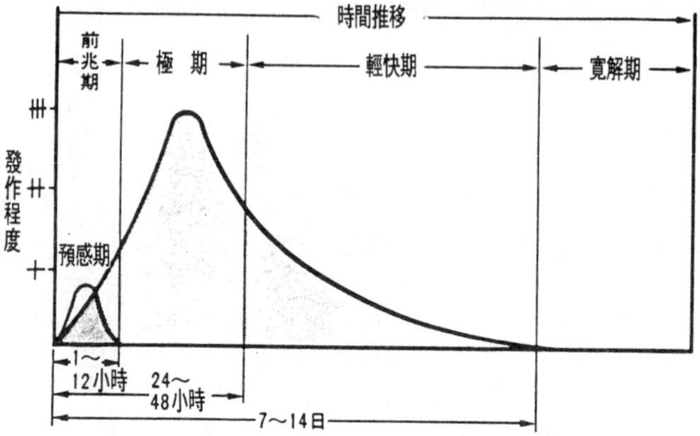

痛風發作的程度可說每一秒都在加重，在經過24小時左右它的疼痛會達到頂點，如果你可以忍耐的話，疼痛會慢慢消失。

痛風發作時所產生的疼痛，若不是有經驗的人是無法了解它，那種無法形容的程度。也有人說那是你所知道最嚴重的疼痛。而且發作時簡直動彈不得，稍微動一下就會疼得半死。

起先是從一個關節發作，然後連帶影響到其他的關節也跟著疼痛起來。疼痛發作後二、三個小時患部會紅腫而且會感到灼熱（發紅腫脹和局部灼熱）。疼痛大約二十四小時會達到頂點，然後慢慢減低痛楚，之後即使沒有接受治療，疼痛也會經過十日左右自然消失。

發作初期四天到一個星期內動不動就會疼痛，而過了十天左右就會慢慢變好，而發作時會覺得全身熱熱的。

痛風發作之前有那些預感

■發作前的預感實際上是患者們的經驗

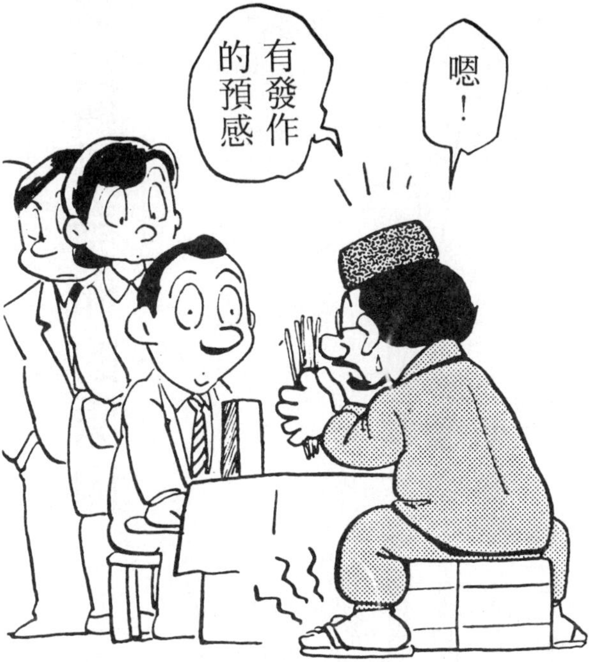

如同五十八頁所提過，痛風發作之前是有「預感」和「前兆」的。如果有一次發作經驗的話，以後在痛風發作前數小時，甚至一天，你就會感覺到有類似灼熱、腳部鈍重等感覺。

先不談這些，這些都是導致痛風急速發生的典型原因。這些前兆幾乎每一位患者都有。

引起痛風發作的原因

通常引起痛風發作的誘因有以下幾點。

- 長時間步行。
- 因穿著硬的鞋子所造成的足部外傷。
- 劇烈的運動。
- 酒精的攝取過多。
- 精神上的壓力。
- 外科手術。
- 吃太多含有異嘌呤醇的食物。

這些條件有時是同時發生的狀況，而且在日常生活中不注意就會發生的事情。

■日常生活中引起痛風發作的原因

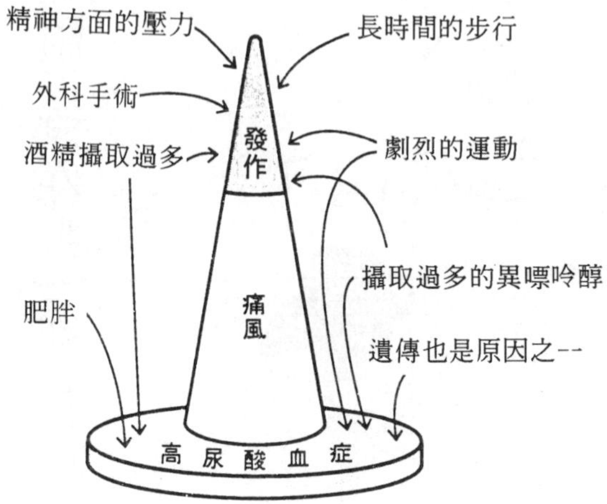

引起痛風發作的「尿酸」

■尿酸是體內新陳代謝後所產生的物質

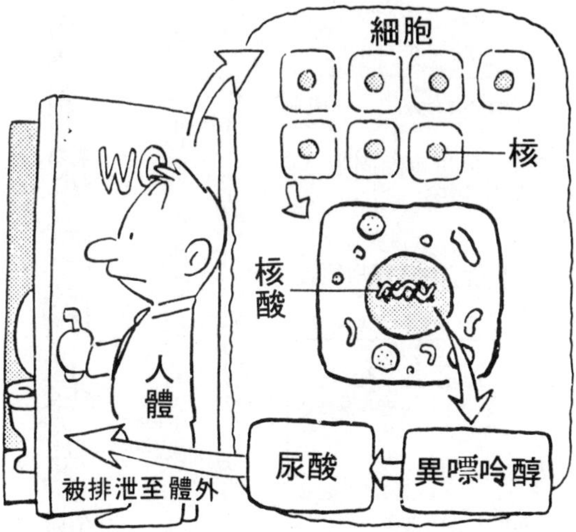

在這一節中我們將對出現多次的「尿酸」做個簡單的說明。

人體是由數十億的細胞所構成，每個細胞都有新陳代謝的作用。每天有一定的細胞產生，同時也有一定的細胞被破壞。細胞遭受破壞時會將構成細胞核的核酸給釋放出來。核酸會變成異嘌呤醇，而異嘌呤醇最後會轉變成尿酸。由於每天有相當的細胞遭受破壞。因此尿酸也大量的產生。然而卻無法在人體內全部溶解掉。

血液中尿酸的濃度值是診斷的標準

尿酸是不易溶解而容易結晶的物質。特別是容易受到血液中酸鹼值（ＰＨ值）的影響，當體內呈酸性狀態時尿酸更難溶解。一般來說，血液的尿酸值1dℓ超過六・四mg時尿酸便無法溶解。超過這個標準，體內到處都可能會有尿酸的結晶產生也不是不可思議的事。

但是血液或體液中有許多互相影響對方作用的物質存在著，所以也有可能提高尿酸的溶解度。所以根據臨床研究血液中的尿酸濃度（血清尿酸值或尿酸值）的正常值約是七・五mg／dℓ。

一般來說，「尿酸過高」並不是說

■正常人的血清尿酸值

男　性	4～6mg／dℓ
女　性	3～5mg／dℓ
痛風症例	7mg／dℓ以上

尿酸有一定的正常值，但也會因測定方法的不同而會有些許的改變

■判斷是否為高尿酸血症的診斷標準

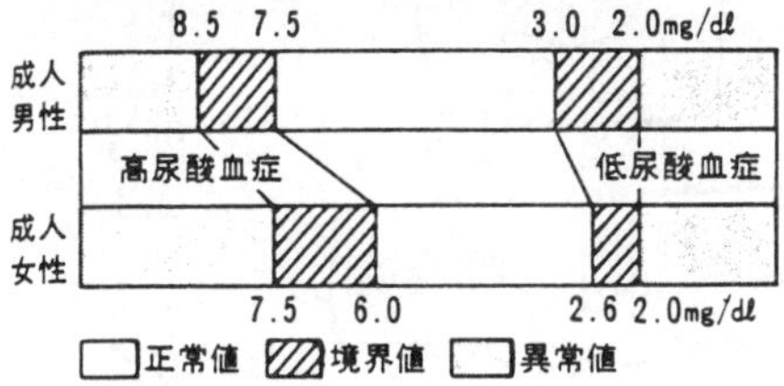

只做一次血清尿酸值檢定就下定論，而是要經過多次的測定之後才可以下定論。所以男性超過七・五mg／dl，女性超過六・五mg／dl時就可說是尿酸過高了。血清尿酸值也可以反映出在體內尿酸的總量（但尿酸總量並不是治療的標準）。

■血清尿酸值超過6.5以上代表危險

6.5以下	正常
6.5～7.5	要注意
7.5～8.5	要調查升高的原因
8.5以上	痛風隨時會發作，而且可能引起腎臟方面的問題。

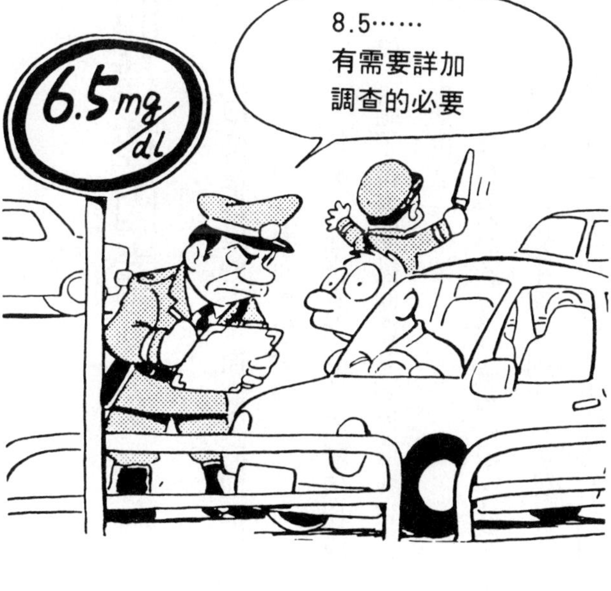

影響尿酸值變化的種種因素

圖表1■因性別及年齡的不同血清尿酸值也有所變化
（調查日本人）

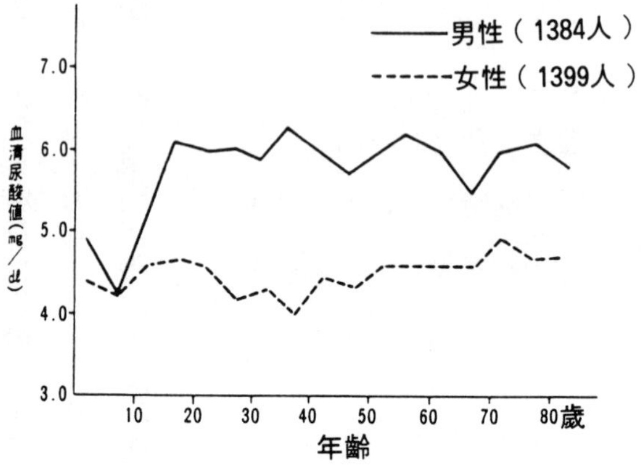

即使是健康的人，血液中的血清尿酸值也會因以下的原因而產生變動。

・年齡　在青春期前的尿酸值比成人低，但一過了青春期後便會立刻接近成年人的指數（參照圖表一）。

・性別　女性的尿酸值約比男性低一～一・五mg／dl，但更年期後則接近男性。這就是為什麼男性會比女性容易罹患痛風的原因（參照圖表一）。

・食物的種類　含有較多的異嘌呤醇食品（參照一五四～一五五頁）攝取過多的酒精、

水果（包含果糖）會導致尿酸增高。

•**從食物中攝取的能源**　不管是那種食物，如果攝取過多的能源（卡路里）也會導致尿酸值升高。攝取過多的脂肪、糖份及蛋白質也會使尿酸值升高。

圖表2■血清尿酸值的分布情形

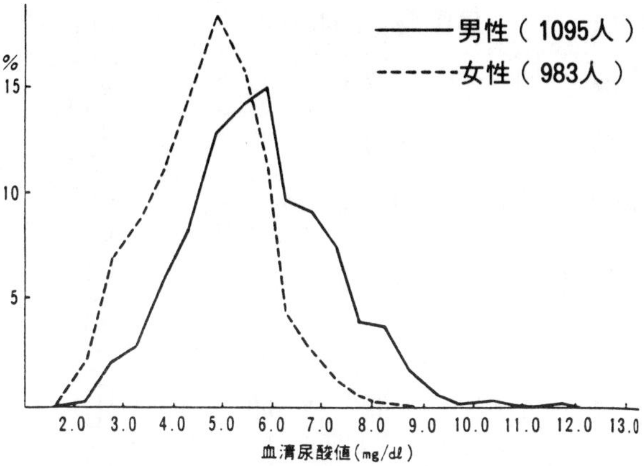

•**劇烈的肌肉運動**　由於運動使得體內新陳代謝作用增快，所以大量的細胞遭到破壞，也因此釋放出大量的核酸。所以相對地也使得尿酸值升高。

•**飢餓狀態**　當你不吃東西時，因血液中脂肪代謝的物質會造成血液呈酸性狀態，而尿液也因劇烈地酸性化而使尿酸值升高。

•**體重急劇變化**　體重急劇上升或下降也會導致尿酸值升高。

•**懷孕**　正常的懷孕會使尿酸值降低。

•**藥品的服用**　有些藥物會使尿酸值升高。最有名的就是叫降壓利尿劑的高血壓藥。

痛風和高尿酸血症的不同

根據五十六頁所示，痛風的人基本上都有高尿酸血症。換句話說每個痛風的人都一定有高尿酸血症。然而卻不是每個有高尿酸血症的人就一定會有痛風的問題。

實際上痛風的發作是和①高尿酸血症的程度②持續的時間③尿酸濃度的變化等有關係。

經過調查我們知道尿酸值升高會容易形成痛風。但是有高尿酸血症而沒有痛風的人，據說比有痛風的人多五～十倍左右。

像這一類的人稱為「無症候性高尿酸血症」。在醫學上視它為痛風的前身，有注意的必要。

■尿酸值愈高愈容易引起發作

血清尿酸值	痛風發作的頻度
7～8mg／dℓ	16.7%
8～9mg／dℓ	25.0%
9mg／dℓ以上	90.0%

在美國麻塞諸塞州佛萊明市經過10年追蹤調查的結果

■無症候性高尿酸血症的病患大約是痛風患者的10倍

換句話說，在無症候性高尿酸血症的患者中約有10％的人會變成痛風病患。但是其他的90％的病患可能會有更可怕的問題存在。即使它看不出來有什麼可怕的地方，但如果因其他因素而引發一些毛病的話，其嚴重的程度將不下於痛風。

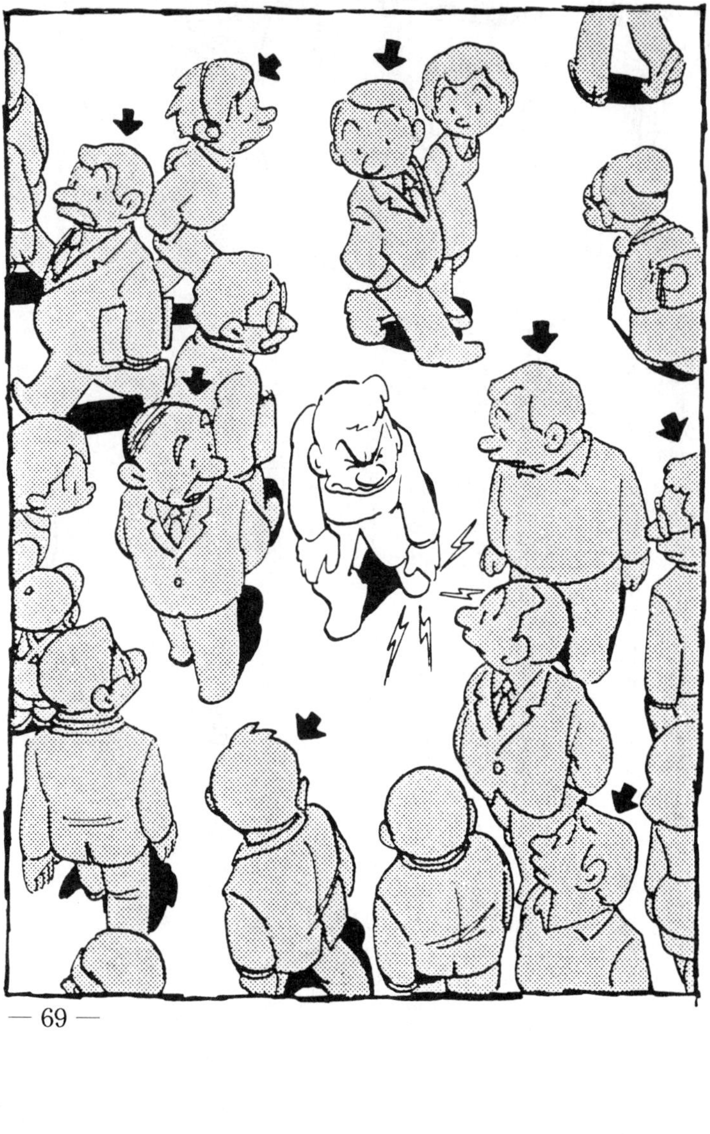

平均每十人中有一人受痛風影響

在日本，患有痛風的人約有四十萬人左右，占總人口的○・三～○・五％。然而痛風的患者中九十九％是成年男人，而四十歲以上的男性占一・二％，大約每八十個男性中有一人有痛風。

雖然八十人中只有一人也不能疏忽，因為如前面所說的有無症候性高尿酸血症的人數依然占很多的比例，而其中導致痛風的可能還是很高。根據這個數字來看，有高尿酸血症的人，包含有痛風的患者及無症候性的人，四十歲以上的男性約占十％。也就是說每十人中至少有一人或多或少有痛風的毛病。

■高尿酸血症和痛風的關係

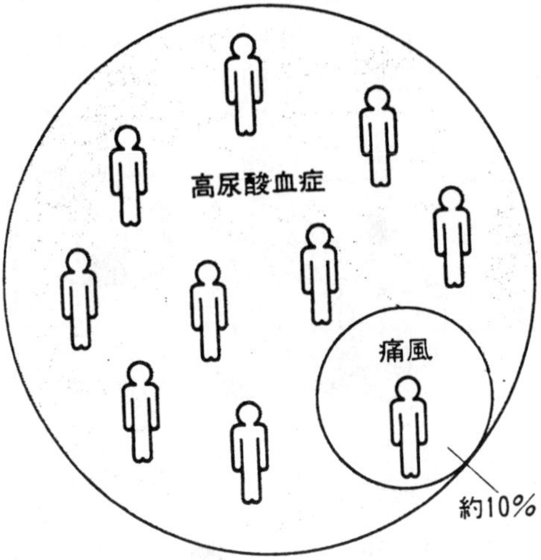

■由血清尿酸值就可知道高尿酸血症有治療的必要

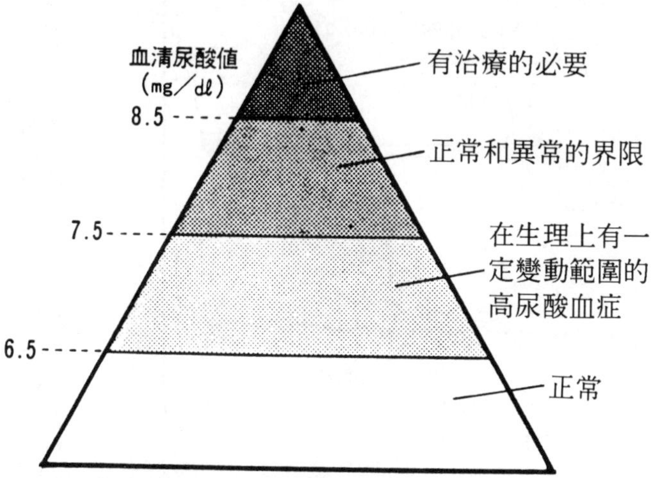

十人中有一人會變成痛風病患

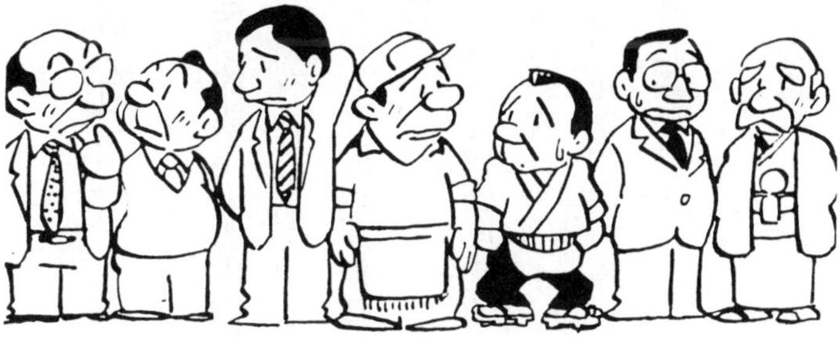

血液中的尿酸在正常範圍內時稱高尿酸血症。由於尿酸在每1dℓ（100mℓ）的血液中只會溶解6.4mg，所以當超過6.4mg／dℓ時就可知是高尿酸血症。但是尿酸值在正常狀況下有一定的範圍，而且會因測定方法不同而有所改變。

尿酸在人體內產生的兩種途徑

健康的成年人體內的尿酸總量約有一二〇〇mg。其中約六十%（七〇〇mg）每天更替。在體內尿酸產生的途徑有以下二種。

一種是從我們所吃的食物中所吸收的。每天約有一〇〇～一五〇mg左右。

另一種是體內新陳代謝的結果，也就是細胞經破壞後釋放出來的核酸形成的尿酸，每日約五五〇～六〇〇mg。

每天約產生七〇〇mg的尿酸，其中$1/7$由食物產生，$6/7$是體內自行產生的。

■人體中產生尿酸的二種途徑

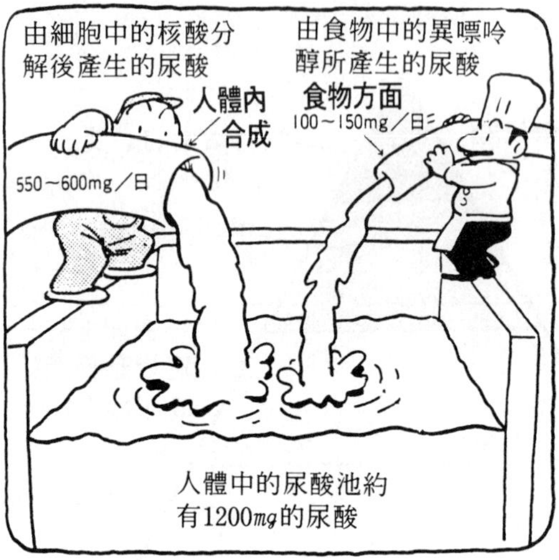

■尿酸排出體外的二條途徑

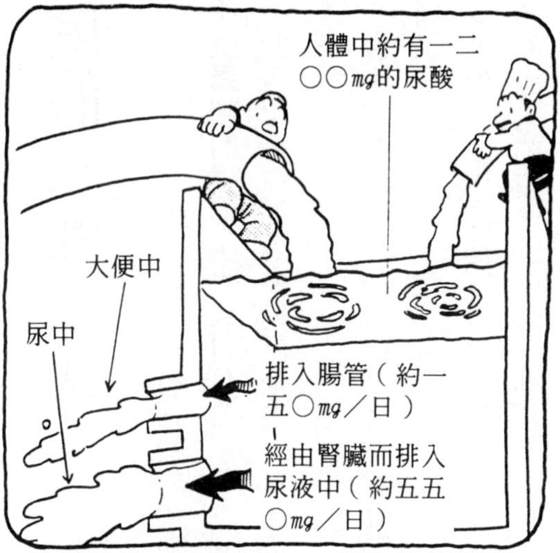

主使尿酸排出的腎臟

每日在體內產生的尿酸約有¾經由腎臟的尿細管排放到尿液中。剩下的¼則在消化液中經由小腸等消化器官，也就是經大便而排出。另外也可經由毛細孔排出體外

由此說明可知，在體內控制尿酸量的是腎臟。也就是說尿酸在體內不管是被吸收或排泄都可以由腎臟來控制。例如，當尿酸多到某一個程度時，腎臟便會將多餘的量排出而具有調節的功能。

痛風的三種型式

在七十二、七十三頁中提過尿酸的代謝問題，若從它的各種功能來看，尿酸在人體產生過剩的情形，大致可分為以下三種。

①體內尿酸產生過多的話稱為「產生過剩型」，痛風病患中屬於這一類的約占二〇～三〇％。

②當尿酸排出體外的功能受損，無法將多餘的尿酸排除，稱「排泄低下型」，約占痛風病人的六〇～七〇％。

③體內尿酸生產過剩且排泄機能不佳，也就是①和②的混合稱為「混合型」，這一類的病人約占一〇～二〇％。

這三種型式是根據各人體質的不同大略區分。但患者是屬於那一種則要依其年齡、身體狀況來診斷才能下判斷。我們再來看看在健康的成人體內的尿酸情況，我們就可知道尿酸是如何產生過多的。

◎在人體內的血液及體液中，普通有一二〇〇㎎的尿酸。

■引起痛風的尿酸池的二種狀態

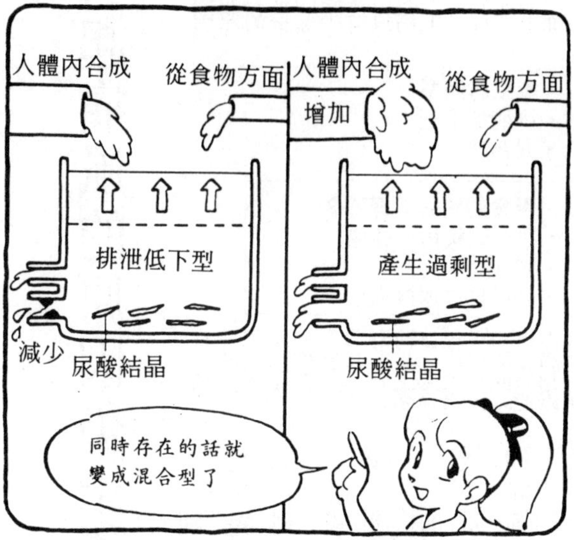

(a)新陳代謝的結果，每日由核酸轉變的尿酸量約有五五〇～六〇〇mg。

(b)從食物中的異嘌呤醇轉變成的尿酸量每日有一〇〇～一五〇mg。

(c)經由腎臟通尿道排出體外的尿酸量每日約五五〇mg。

(d)經由消化管道排出的尿酸量每日約一五〇mg。

以上尿酸的出入量，(b)和(d)大致上都是一定的，也不會因身體狀況而有太多的變化。而(a)和(c)則會有相當的變化。

因此之所以會變成高尿酸血症的原因大部分是因(a)的尿酸過多或(c)的尿酸量太少。亦即一開始所說的①②③三種型式。這三種分類在治療上是很重要的依據。根據它們的不同醫師們處置的方式也有不同。

引起痛風的原因仍未能解開

前節中提到體內尿酸過多的三種型式。但那只是說明它的型式而已，而為什麼尿酸會產生過剩則沒解釋。例如，我們知道尿酸過多，但為什麼會這樣？又為什麼尿酸的排泄會不順呢？至今仍無法完全了解。

總之，尿酸過多的原因還是個謎。像這樣找不到引起痛風原因的病症，也就是原因不明的痛風時稱為「原發性痛風」。

另外，有一部分的痛風是由某些疾病所引發的。這種稱「續發性痛風」。其中大都是由尿酸過多所引起的病，我們所知道的有白血病、骨髓腫、多血症及惡性貧血等。

■已知道原因及原因不明的痛風分類

有90％以上的高尿酸血症的引發原因是不明的。相反地腎臟或血液方面的毛病只有少部份的原因是不明的。

原發性痛風 （原因不明）	・產生過剩型 ・排泄低下型 ・混合型
續發性痛風 （原因知曉）	・腎臟的疾病（腎不全） ・血液的疾病・腫瘍 ・肥胖 ・筋原性高尿酸血症＊

＊筋原性高尿酸血症……根據河野典夫的研究是日本最新被發現的高尿酸血症，是非常特殊的疾病，稍微運動就會引起尿酸值大幅上升，因為是因筋肉方面引起的，所以便以此為命名。

第三章　痛風發作時的處置方法

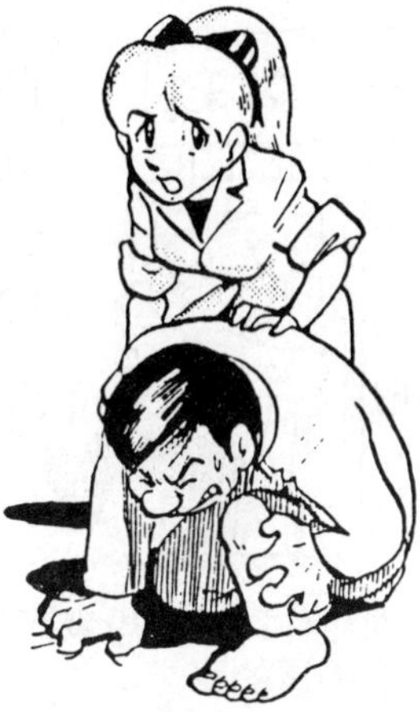

讀此書人可能曾經一度感受到痛風發作的痛苦。站在病人的立場上，痛風治療的第一步就是如何幫助患者來減輕痛苦的程度。在醫療上也是正確治療痛風最重要的階段。在了解抑制痛苦的程度時，也要認清楚初期治療的重要性。

痛風治療上在初診時常會碰到陷阱

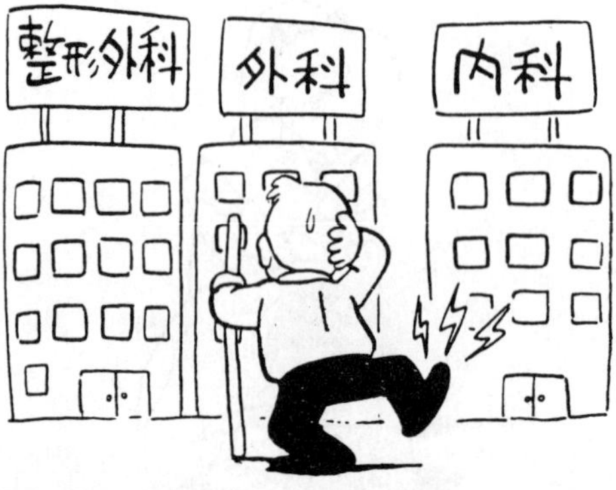

■當痛風初次發作時，對患者而言要看那一科也是令患者困擾的事

在以前，當痛風發作時，由於缺乏痛風方面的知識，所以便會以為是其他的原因造成的病，有些人甚至認為說不定是孩提時的舊傷所引起的。

即使現在大家對痛風有所了解，但因它的發作來得太突然，使得患者根本來不及想就隨便到附近的醫院去診治。當你到醫院時會不曉得要看那一科才好。因為關節痛所以一般都看外科或整形外科。但在日本，大部分的痛風是由整形外科來處理。然而痛風和糖尿病一樣是屬於代謝性的毛病，它的治療也要從食物、生活習慣及藥物等方面著手，所以還是看內科比較好。

當痛風患者初次接受治療時，負責治療的醫生

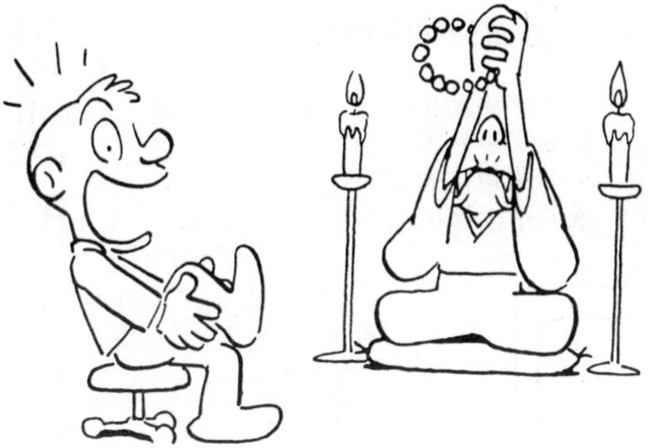

■由於發作會自然平癒下來，而患者卻常會以為是接受了某種治療而痊癒的

可能也有處理的經驗，不致於無從著手。即使不是專門的醫生，但對痛風有概念的人都會依據患者的經驗做適當的處理。

另一方面，也常有將痛風診斷為其他毛病而施以錯誤的治療。像是打針、以濕布覆蓋患部，甚至服用錯誤的藥物。像這一類的例子也是很多。

而最糟糕的是不把痛風當作一回事而接受錯誤的治療。所以常會有一些錯誤的診斷產生，像「不痛了就好了」、「指壓是很好的治療方法」，甚至於「如果還發作就去找某某醫生，接受治療」。同樣的把別的病當作痛風的情況也是有的。特別是女性，當她們的腳痛時幾乎就會以為是痛風。實際上它可能是「外反拇趾」（參照一六八頁）或變形性關節症（參照一六四頁）。現在，問題是像這一類的情況有不斷增加的趨勢。

錯誤的治療對往後的日子有極大的影響

■有些患者在疼痛停止後便中斷治療

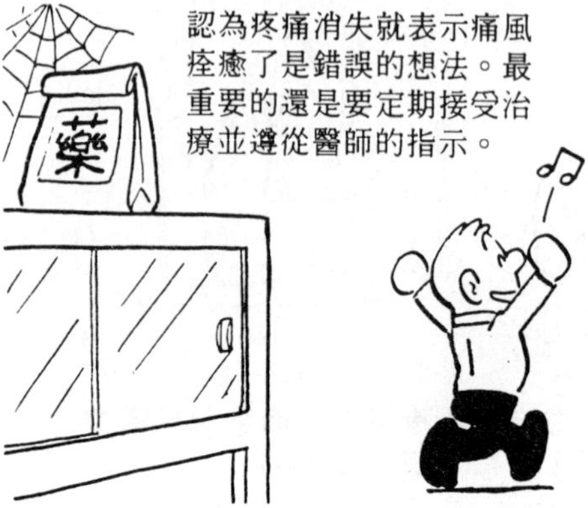

認為疼痛消失就表示痛風痊癒了是錯誤的想法。最重要的還是要定期接受治療並遵從醫師的指示。

在你一開始便接受錯誤的治療時，自然你會直覺反應若痛楚消失就是治好了。像這種判斷會導致患者停止接受治療，也是造成日後發作的原因。而且若一直接受錯誤的治療也會造成身體其他方面的毛病。在痛風的治療上，若不從基本的高尿酸血症著手，則痛風會變得複雜及惡化，而每次發作的間隔也會縮短。嚴重的話，發作的部位會擴大，帶來其他的併發症。

即使在未達到那樣狀態之前就接受正確的治療，由於病情已在惡化當中，是不容易控制下來的，要花相當的時間才能醫好。

患者容易陷入的問題——「流浪診療」

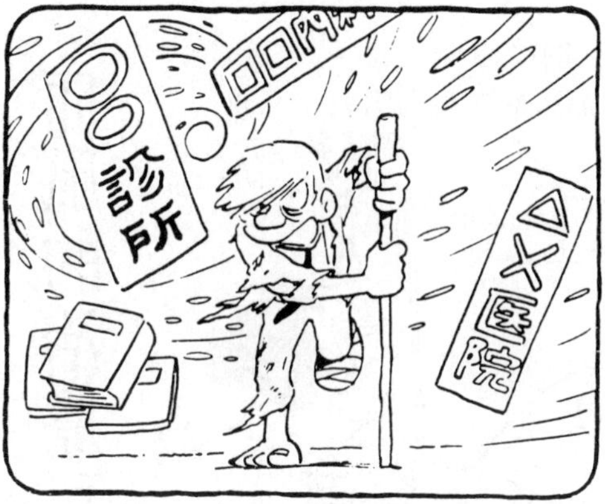

■「流浪診療」只會造成更嚴重的後果

有很多患者在痛風發作多次之後仍然去找初診的醫生。因此病情不斷惡化，痛楚也無法消除，這時的病情，連不懂的人都可以看出來。於是患者本身在久無起色後也開始對治療產生疑問。而後患者可能會自己到書店去找資料，或聽取別人的意見，最後便到別的醫院去看醫生。而其中醫生問診的意見也不一致。患者嘗試各種不同的治療，不知不覺中就可能接受了錯誤的治療。就如同我們前面所說的情況一樣了。這種「流浪診療」的結果，經常導致腎衰竭而產生尿毒症，甚至失去了生命。

最近由於預防醫學的進步，連醫生在內，對痛風也有更深的了解，而減低了尿毒症發生的機率。然而因心臟或腦血管障礙而喪命的患者卻有增多的趨勢。

痛風的治療可分為三階段

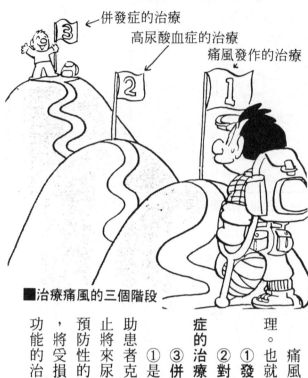

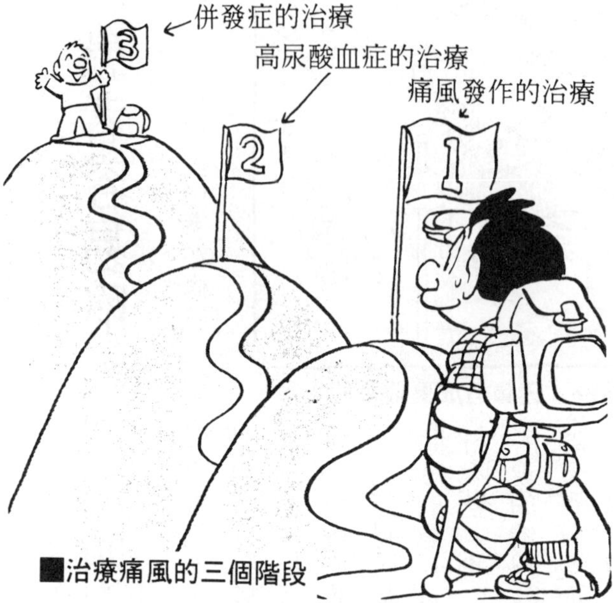
併發症的治療
高尿酸血症的治療
痛風發作的治療
3
2
1

■治療痛風的三個階段

痛風的治療應分為以下三階段來處理。也就是——

①發作時的治療。

②對造成痛風主要原因的高尿酸血症的治療。

③併發症的治療。

①是針對發作時的治療，主要是幫助患者克服及消除疼痛。②的治療是防止將來尿酸會在其他部位沈積，是一種預防性的治療。③是針對痛風的併發症，將受損的器官好好保護，並且恢復其功能的治療。

■治療痛風的步驟

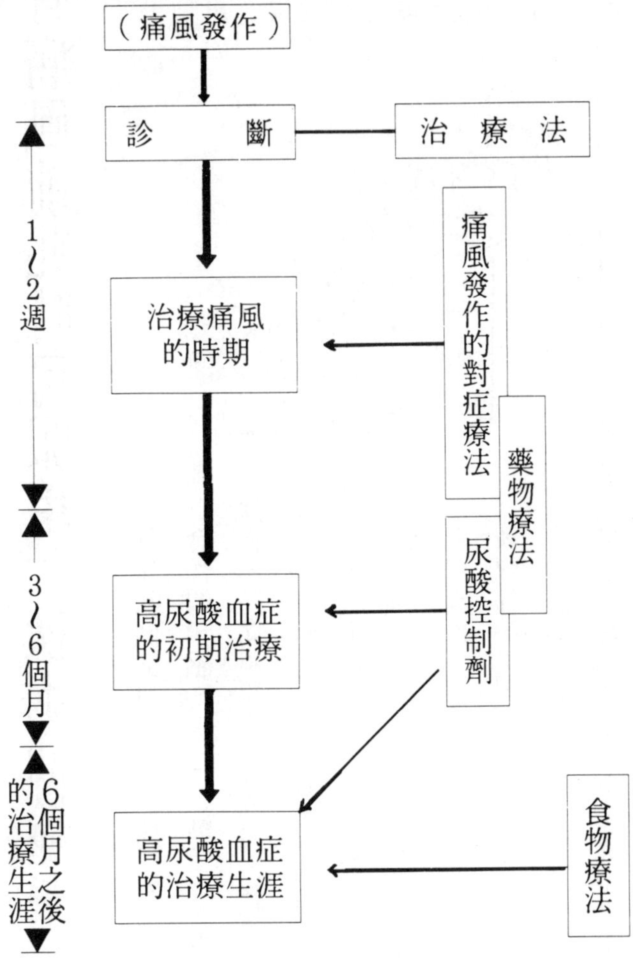

痛風治療的三階段之②「對造成痛風主要原因的高尿酸血症的治療」可分成上表之「高尿酸血症的初期治療」、「高尿酸血症的治療生涯」二種。

有痛風前兆時可服用「秋水仙鹼」

■有預感時要儘早使用秋水仙鹼（Colchicine），但是要注意它的副作用

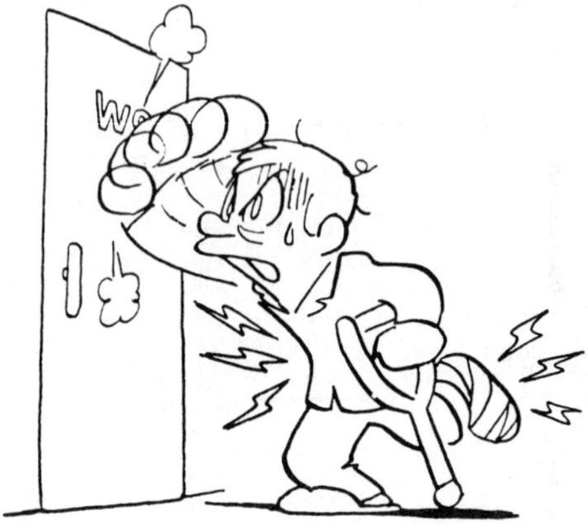

首先我們從對痛風發作時的治療談起。當你有發作的預感時，吃一錠（〇・五mg）秋水仙鹼有預防痛風發作的功效。這種秋水仙鹼，依據它的藥理性，在發作的前兆期最有效，但在發作後服用可就沒有什麼效果了。在以前，人們常用的「連續服用法」，在現今的醫療上是一種錯誤的治療方式。

秋水仙鹼有引起下痢的強烈副作用，在效果未出現之前，對患者而言，不停使用秋水仙鹼也是很不好的。事實上，你認為不可能的事也經常發生。

■秋水仙鹼具體來說是這樣的藥

藥的形狀（原物尺寸）

表面　　底部　　橫切面

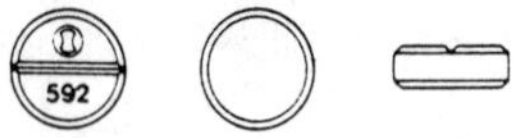

分　類	一般名（藥品名）	商品名	製造商	藥的形狀（顏色）	每一錠中含有量
痛風發作治療劑	秋水仙鹼	秋水仙鹼錠希諾其「シオノギ」	鹽野義製藥（株）	裸錠（青色）	0.5mg

■秋水仙鹼的副作用

秋水仙鹼在痛風發作初期有明顯抑制疼痛的效果。但長期使用後也會有副作用產生。

長期使用後的副作用	再生不良性貧血，顆粒球（白血球的一種）的減少、白血球減少、血小板減少、脫毛、末梢神經炎、血尿、乏尿（尿液異常少）
過敏症	全身發癢、發疹、發熱
胃腸方面的毛病	下痢、噁心、嘔吐、腹痛、腹部疝痛等嚴重的腸胃毛病
其他的副作用	虛脫、無力等感覺

本表依鹽野義製藥（株）所提供資料製成

嚴重發作時可以服用這類藥物

當痛風發作的程度到達頂點，如要抑制疼痛及炎症，這時候使用非類固醇系的消炎鎮痛劑會有較大的效果。而秋水仙鹼在此時則無效。非類固醇消炎鎮痛劑的使用方法，有好幾種。在前面漫畫中提過的「333原則」，那是痛風治療權威御巫清允先生所推崇的方式（但是，在這個時期，最好聽取主治醫師的指示來服藥比較好）。

像這樣在短時間內大量服用消炎鎮痛劑的治療方式，稱作短期大量衝擊療法。大概是在二十四小時內，所服用的藥量約比正常量多一・五～二倍。像這種方式，是可以幫助患者克服疼痛。

■「3・3・3原則」

先服3錠，過3小時後若疼痛未消失再服3錠，如果仍不行的話，等3小時後再服3錠。但這是超過正常的使用量，所以一定要遵照醫師的指示才可。

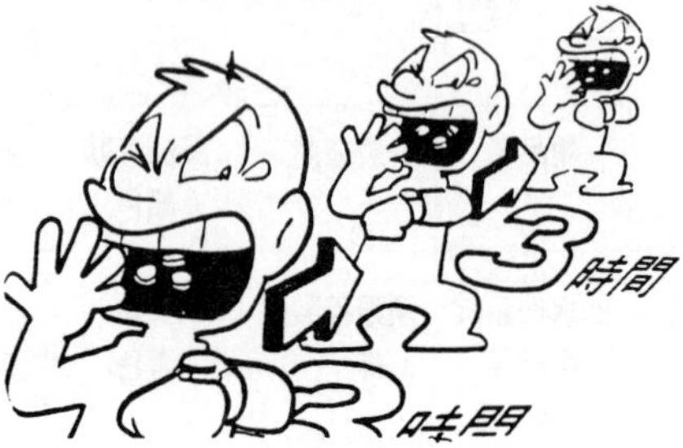

痛風發作的輕快期可服用這類藥物

■痛風發作時的服藥方法

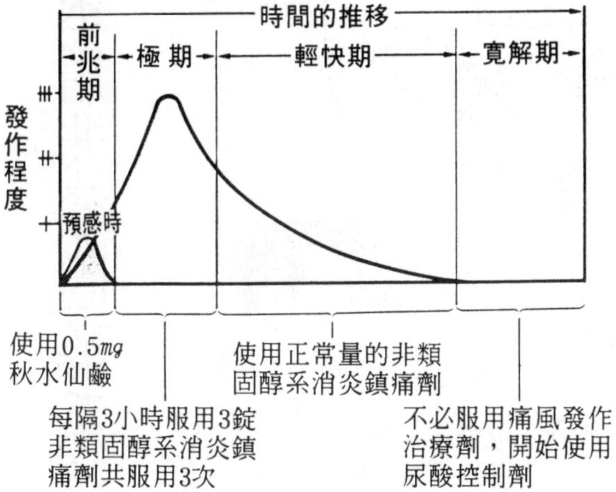

當痛風發作的極期過去之後，而後幾天發作部分仍會有某些程度的疼痛殘留（這個時期稱為輕快期）。在這個階段，為了要預防有再度發作的可能，應該按照正常量使用非類固醇系消炎鎮痛劑。

當輕快期過去，疼痛完全消除後，稱為「寬解期」。也就是說不用擔心會再發作的意思。

在這個時期，應針對引起發作的高尿酸血症來治療，開始使用尿酸控制藥物（尿酸控制劑在第四章會有詳細的說明）。

選用非類固醇系消炎鎮痛劑的方法

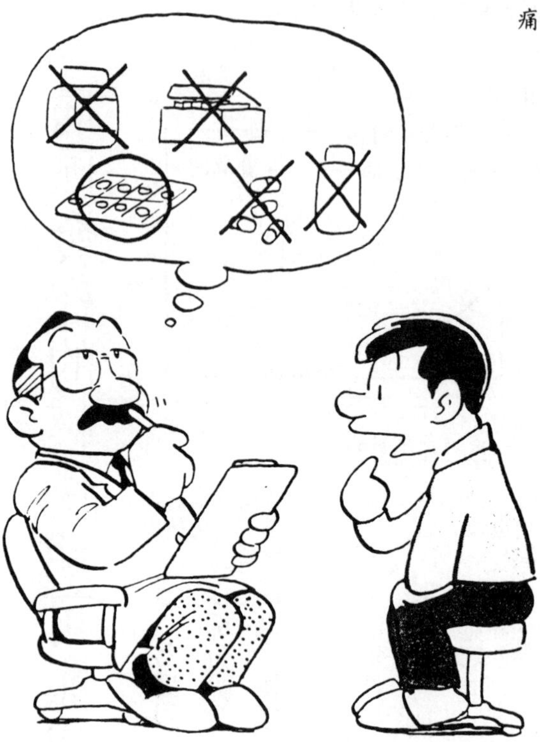

■向醫師說明自己的體質，並選擇適合服用的藥物

非類固醇系消炎鎮痛劑可分口服、洗腸等多項種類。每一種藥物的效果都因每個人的體質不同也會有差別，所以，應該選擇自己愛用的藥物。

而且購買這一類藥物是應按照醫師指示而不是自己去買的。所以醫師會依患者體質不同而決定使用那一種藥物。

■日本非類固醇系消炎鎮痛劑一覽表

一般名（藥品名）	商品名	製藥廠商	藥的形式（色調）	1錠中含有量	服用量
フェニルブタゾン	ブタゾリジン錠100mg	日本チバガイギー㈱	糖衣錠（白色）	100mg	1日200～400mg分2～4次服用
ケトフェニルブタゾン	ケタゾン錠	協和醱酵工業㈱	防水膜錠（淡綠色）	100mg	1日200～600mg分2～3次服用
ジクロフェナクナトリウム	ボルタレン錠	日本チバガイギー㈱	防水膜錠（淡黃赤色）	25mg	1日3～4錠分3次服用
フェンブフェン	ナパノール錠	日本レダリー㈱ 武田藥品工業㈱	防水膜錠（白色）	200mg	1日1次3～5錠。隔天3錠分3次。
インドメタシン	インダシンカプセル	萬有製藥㈱	硬膠囊（白色）	1膠囊25mg	1次1膠囊，1日服用1～3次
	インテバンSP	住友製藥㈱	硬膠囊（青－透明）	1膠囊25mg	1次1膠囊，1日服用2次
ナプロキセン	ナイキサン錠	田邊製藥㈱	裸錠（白色）	100mg	1日3～6錠，分2～3次服用
オキサプロジン	アルボ100	大正製藥㈱	裸錠（白色）	100mg	1日400mg，分1～2次服用

■如果不曉得藥名時也是很麻煩的事

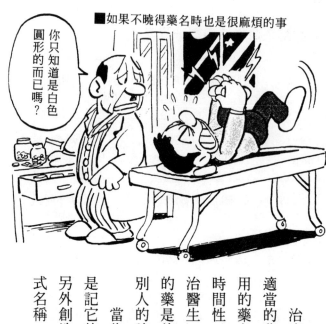

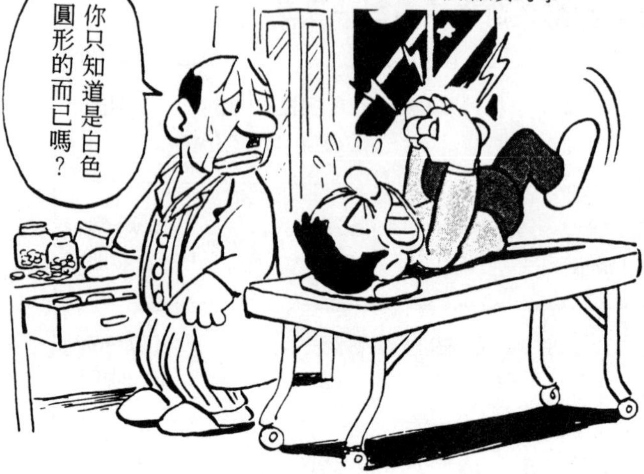

把一些治痛風的藥名記起來

治療痛風發作的重點是在適當的時期使用適當的藥物。而且患者應該要把自己平常所服用的藥名記起來，這是說因為痛風的發作沒有時間性，倘若發作時在半夜而沒有辦法去看主治醫生，這時如果你知道平常痛風發作時所吃的藥是什麼名字，就可以自己到別的醫院接受別人的診治，也可以得到同樣安全的處置。

當你記一種藥時，不是記它的商品名，而是記它的一般名（藥品名）。商品名是製造者另外創造的名字，而一般名則是藥物成分的正式名稱。

你必須有預防在旅遊時痛風發作的對策

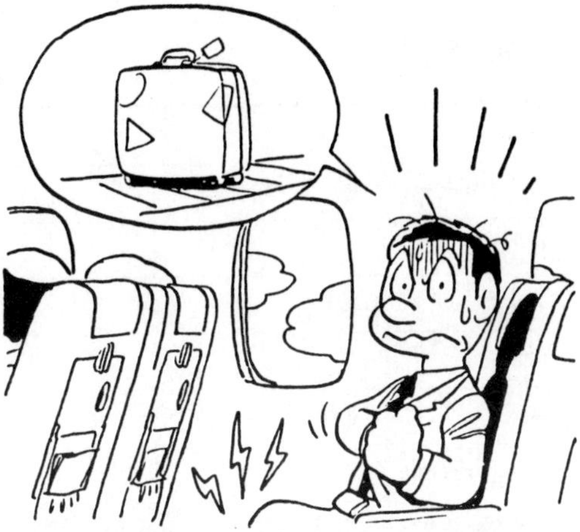

■搭飛機時最好將藥帶在身邊比較好

痛風通常有在旅行中發作的傾向。由於在海外旅行中常會有吃得太多、喝得太多及壓力等問題，而且痛風這種病常發生在那些經常在海外旅行的人。

所以在旅行時切記一定要帶著治療痛風的藥。而且坐飛機時一定要把藥帶在身邊。如果將藥放在旅行箱，若是在飛行中發作時就麻煩了。

另外在國外發作的時候，也可能有帶錯藥的情形。如果碰到那種情況，可以參照九十二頁的英語單字，從當地的醫師方面得到治療。

■用英語來說明痛風上的用語

痛風	gout ガウト或ギャウテ
痛風發作	gouty attack ガウテイ アタック或ギャウ
尿酸	uric acid ユーリック アシッド或またはユーレイト アシッド
高尿酸血症	hyperuricemia ハイパーユリシーミアまたはハイパーユライシーミア
秋水仙鹼	colchicine ユーシチン
消炎鎮痛劑	anti-inflammatory drug アンティ（またはアンタイ）インフラマトリー ドラッグ
阿羅普林諾劑	allopurinol アロピュリノール
普羅倍內席德劑	probenecid プロベネシッド
別士布羅馬隆劑	benzbromarone ベンズブロマロン
處方	prescribe プレスクライブ
處方	prescription プレスクリプション

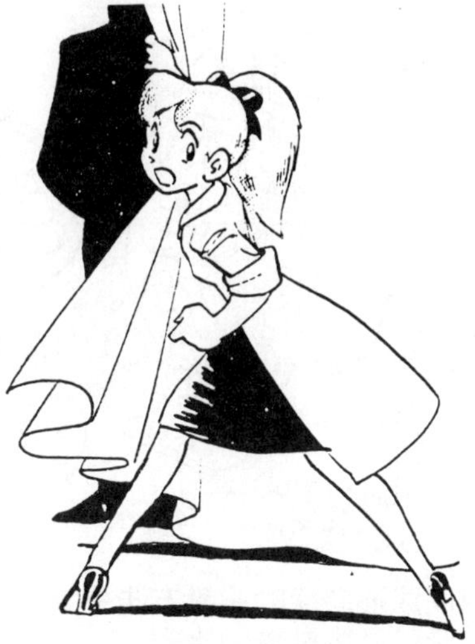

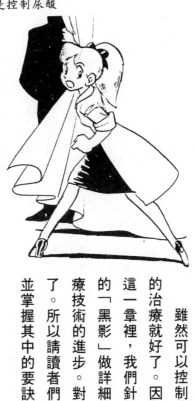

第四章　根本的治療法是控制尿酸

雖然可以控制疼痛的程度，但不是說如此的治療就好了。因為真正的治療才剛開始。在這一章裡，我們針對如何克服在痛風發作背後的「黑影」做詳細的說明。現在由於藥品及醫療技術的進步。對於這「黑影」的應付也容易了。所以請讀者們好好地注意這一章的內容，並掌握其中的要訣。

真正治療痛風的方法是「控制尿酸」

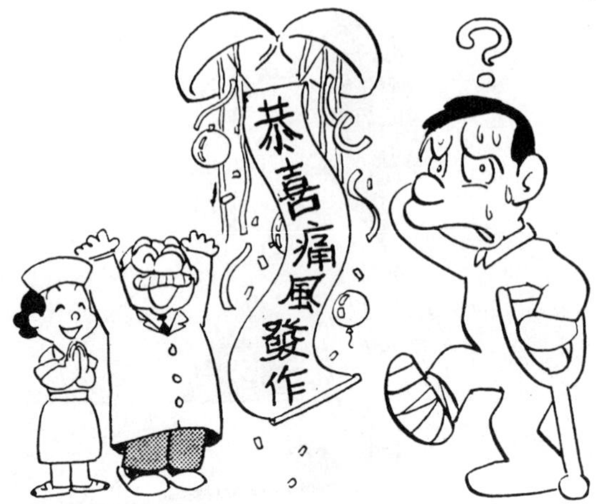

■對高尿酸血症的處置方法是當您察覺時就應主動接受治療

如同在五十四頁說過的一樣，痛風不光是只有痛而已。當發作的程度到達寬解期時，雖然疼痛的情形不再發生，但如果有引起再發作的高尿酸血症的問題存在時，還是有治療的必要。

因此，真正治療痛風的方法不是指疼痛消失就好了，而是將尿酸值控制在一定的範圍內，預防因高尿酸血症而引起的種種併發症。

在以前沒有這種專門控制尿酸的藥（尿酸控制劑）時，患者們控制尿酸的主要方法是食物治療法。而現在由於有尿酸控制劑就方便多了，而且研究出副作用更少的新藥。

尿酸控制劑必須不斷服用

通常尿酸值的變化很大，即使沒有很大的變動，也會因種種條件而改變（參照六十六～六十七頁）。尿酸控制劑雖然可以將尿酸值控制在一定的範圍之內，然而不管你連續吃了多久，一旦你停止服用，約一個禮拜後，尿酸值就會開始上升，在你不注意間便回到原來的尿酸值。但現在尚未研究出一種有長期藥效的特效藥。只要吃一次後，便可以將引起高尿酸血症的原因除去，使尿酸值不再升高的特效藥。

所以在服用尿酸控制劑方面，在服用後依據症狀及尿酸值等數據，按照醫師的指示而後調節用藥量，並要不斷服用。

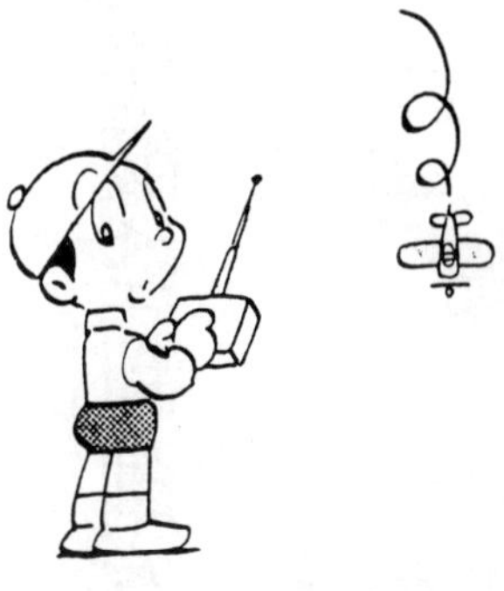

■一旦停止使用尿酸控制劑，它的效果就立刻會消失

像以下的情況就沒用藥物治療的必要了。也就是，尿酸值因其他的原因而升高，但卻不會引發痛風或併發症，因此不必擔心。像這種特殊情形的患者，即使半途停止使用尿酸控制劑也沒關係。

尿酸控制劑有二種

■尿酸控制劑分為尿酸合成阻礙劑和尿酸排泄劑二種

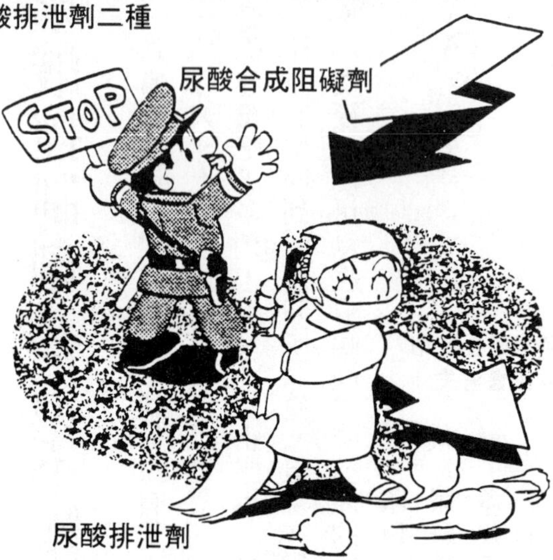

尿酸控制劑主要可分二種。一種是抑制尿酸產生的「尿酸合成阻礙劑」，另一種是促使尿酸自腎臟排出的「尿酸排泄劑」。這二種尿酸控制劑的選擇是要依痛風的種類來決定。（參照七十五～七十六頁）

要選用那一種藥，當然不是那麼簡單的，而要由醫生來決定。然而在這一章裡，我們要談論的主題是如何去了解及管理這一類藥物。

■降低尿酸值二種藥物的作用

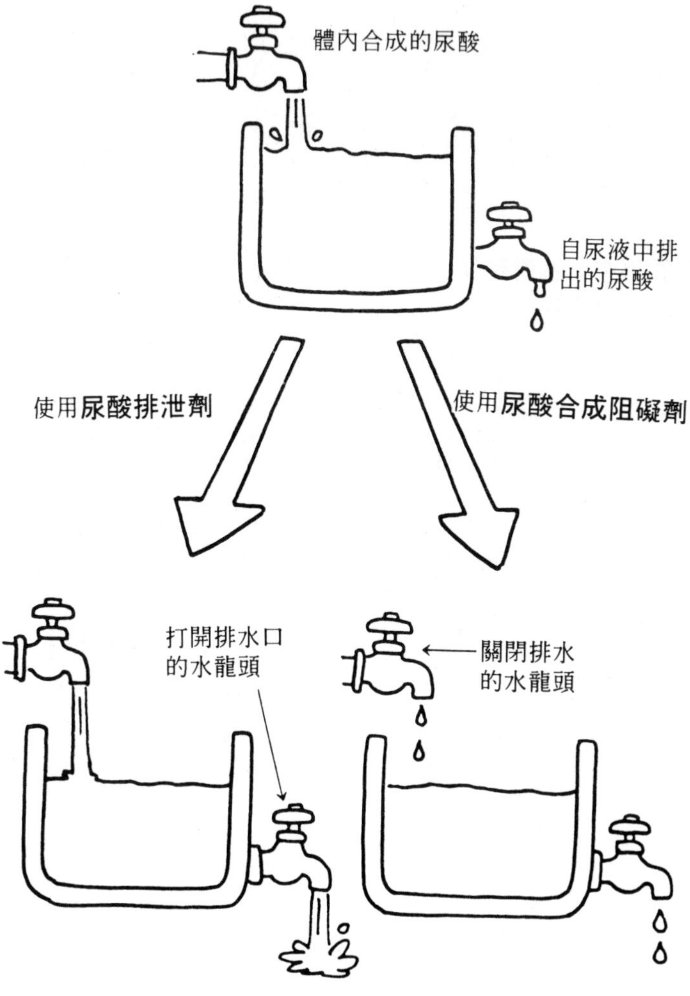

只憑患者本身的判斷而停止用藥是不智的

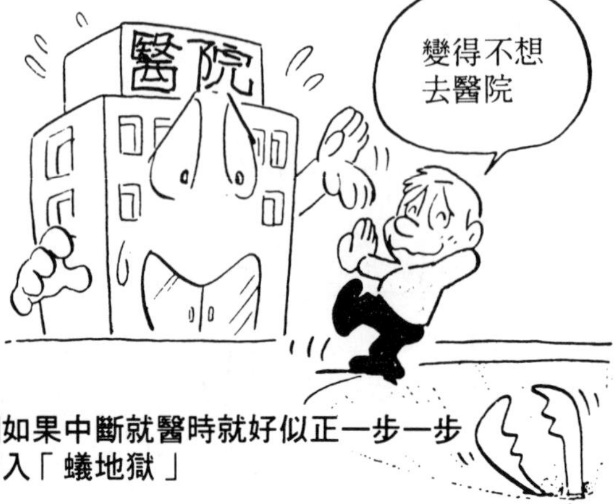

■如果中斷就醫時就好似正一步一步陷入「蟻地獄」

是不是要停止使用尿酸控制劑，決不是患者自己可以決定的。這種決定一定要聽取痛風方面的專家意見。因為只有在醫院才可測出尿酸值的高低。在讀者中一定有人會想說「這麼理所當然的事情，為什麼要搞得那麼複雜」。這一點就是現在的人容易犯的錯誤。

假使有一段時間痛風沒有發作，患者就會漸漸疏忽起來，而會覺得到醫院去是麻煩的事情，於是便不到醫院去診治，到後來反會覺得不好意思到醫院去了。雖然他們知道如果不到醫院去進行尿酸值的檢驗及吃藥會有什麼後果，可是不知不覺中卻因自己的原故而停止了所有的治療。

■談到尿酸合成阻礙劑首先想到allopurinol

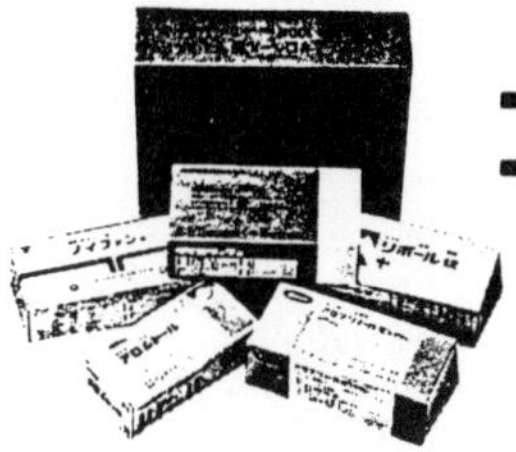

＝　尿酸合成阻礙劑

它有種種不同的商業品名

尿酸合成阻礙劑可以有效抑制尿酸

在這一節要談的是有關尿酸合成阻礙劑的問題。而異嘌呤醇則是代表性的藥物。在一〇〇、一〇一頁有許多商品名稱，當患者取得藥物時，可以向醫生詢問「這個藥是不是尿酸合成阻礙劑」或「是不是異嘌呤醇？」。到一九九〇年止異嘌呤醇尚是唯一的「尿酸合成阻礙劑」，所以提到尿酸合成阻礙劑也就是指異嘌呤醇。

這種藥有防止由嘌呤體形成尿酸的酵素作用，可以有效抑制尿酸形成降低血清尿酸值。而且由於尿酸量的減少也可以預防尿酸結石的發生。如果將尿酸比喻成一個裝滿水的水池，而這種藥有把水龍頭給關掉的作用（參照九十七頁）。將水龍頭關住後池子內的水自然減少，而結果自排水口排出的水量也跟著減少了。

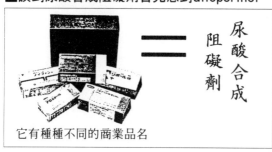

藥形大小	藥色調	1錠中含有量	服用法
表面　底部　橫切面 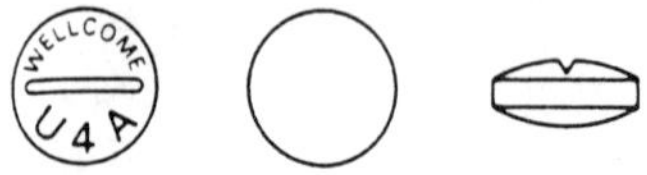	裸錠（白色～淡黃白色	100mg	通常成人1日2～3錠，分2～3次飯後服用。但可依年齡、症狀適量增減。
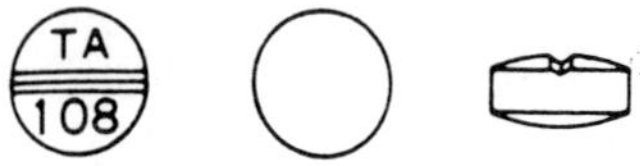	裸錠（白色）	100mg	
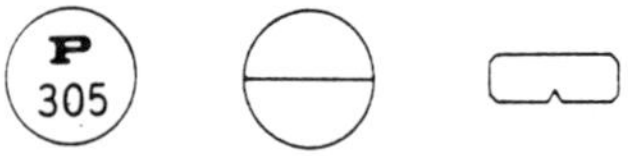	裸錠（白色）	100mg	
	裸錠（白色）	100mg	
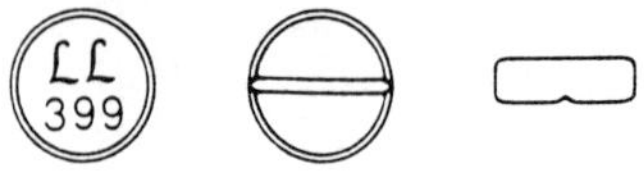	裸錠（白色）	100mg	
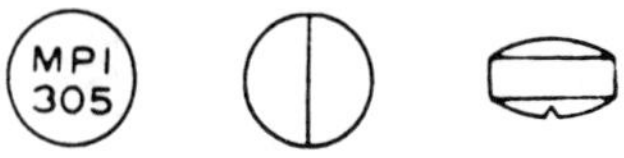	裸錠（白色）	100mg	

■尿酸合成阻礙劑的代表

一般名 （藥品名）	常用量（mg）	商品名	製造商	
異嘌呤醇 alloporinal	200～300mg／日 進行腎不全 與透析時限 200mg／日	ザイロリック錠	日本ウェルカム㈱ 住友製藥㈱	
		アロシトール	田邊製藥㈱	
		サロベール錠	大日本製藥㈱	
		ノイファン錠	帝國化學產業㈱ ナガセ醫藥品㈱	
		アロプリノール錠「レダリー」	日本レダリー㈱ 武田藥品工業㈱	
		リボール錠	三井製藥工業㈱	

異嘌呤醇的使用條件及方法

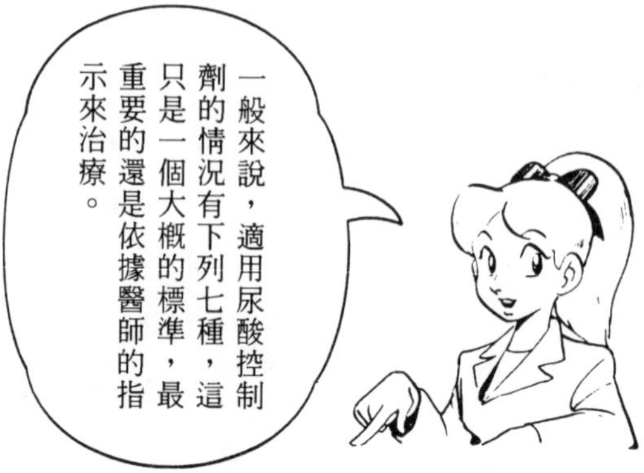
一般來說，適用尿酸控制劑的情況有下列七種，這只是一個大概的標準，最重要的還是依據醫師的指示來治療。

■異嘌呤醇的適應情形

1.產生過剩型的時候

2.腎臟機能減低的時候

3.無法明確判定為產生過剩型或排泄低下型的時候

4.因其他原因而引起的高尿酸血症

5.有尿道結石的情形

6.心臟功能受損的時候

7.無法利用尿酸排泄劑來控制或產生副作用時

適應異嘌呤醇的情形，如上表所示。「適應」二字乃是醫學用語，簡單地說就是適合服用此種藥物條件的患者的意思。異嘌呤醇的服用方法，根據其特性，一日二次，每十二小時服用一次。一日一次的服用方法，除特殊情況下是不能採用的。

因服用異嘌呤醇所引起的副作用

■異嘌呤醇的副作用

過敏症	服用後會產生發熱、噁心及發疹等全身性過敏症狀
在皮膚上的副作用	發熱、紅斑、結膜炎、中毒性表皮壞死症
血液中的副作用	再生不良性貧血、貧血、無顆粒球症（白血球的一種）、白血球減少、血小板減少
肝臟方面的副作用	使肝臟機能受損
腸胃方面的副作用	食慾不振、胃部不舒服、下痢、稀便

＊根據製造尿酸控制劑的廠商作提供的資料作成（1992年1月）

異嘌呤醇是副作用較少的藥物。一般來說，它的副作用有上表所列的幾種。而其中因腎臟功能受到嚴重損害，使得造血的功能也受到影響。像這類造血方面的問題，是指骨髓、血液受到破壞，產生類似再生不良性貧血等毛病。

雖然異嘌呤醇的副作用較少，但它是一種妨礙體內新陳代謝作用來提高效果的藥物。在你不斷使用此藥物時，不知不覺中，肉眼無法看到的副作用便慢慢累積，而產生意想不到的後果，因此除非必要還是使用尿酸排泄劑比較安全。另外異嘌呤醇和盤尼西林等抗生素合併使用，產生藥疹的機率也特別高。

藥的形狀（原尺寸）	藥的形式（色調）	1錠中含有量	使用方法
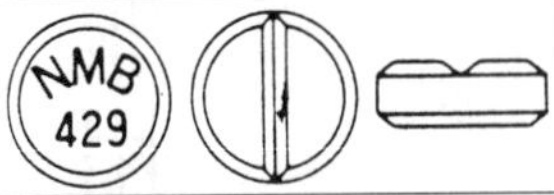	裸錠（白色）	250mg	通常成人1日2～8錠。而後1日維持4～8錠。
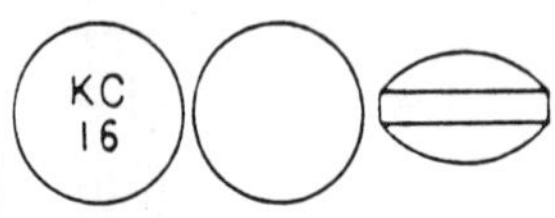	橢圓狀（白色）	250mg	
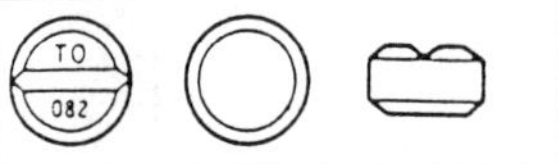	裸錠（白～淡黃色）	50mg	1次25～50mg每日1～2次
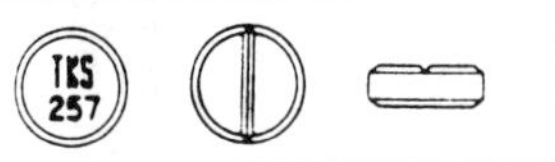	裸錠（白色）	50mg	
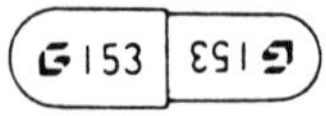	膠囊（白～黃色）	1膠囊300mg	1次1顆 1日1～3次
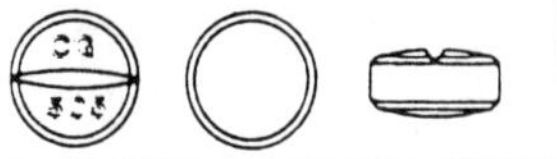	裸錠（白色）	100mg	1次1錠 1日1～3次

尿酸排泄劑的作用、種類及服用方法

尿酸排泄劑的作用是幫助腎臟將體內累積的尿酸自尿液中排出體外，九十七頁圖表所示，也就是將尿酸池的排水口打開，將池內的水排出的作用一樣。

屬於尿酸排泄劑的藥有prbeneshid・bensbromalon・slophinplason・bucolom等。這些都是一般的藥品名而非商品名。其中最常用的是第一、二種。probenesbid可說是最早就被使用的藥物它和bensbromalon相比，由於藥理作用較弱，所以一

■代表性的尿酸排泄劑

一般名（藥品名）	常用量	商品名	製造廠商 販賣廠商
プロベネシド（probeneshid）	500～1500mg/日	プロベネミド錠250	萬有製藥㈱
		ベネシッド錠	科研製藥㈱
ベンズブロマロン（bensbromaloe）	25～100mg/日	ユリノーム	鳥居藥品㈱
		ナーカリシン錠	帝國化學產業㈱ 奈風醫藥品㈱
ブコローム（bucolom）	300～900mg/日	300mg パラミヅン カプセル	大地製藥 武田藥品工業㈱
スルフインピラゾン（slophinplason）	100～400mg/日	ァンツーラン錠	日本千葉開義㈱

天要分二次來使用。

一般來說若一日中血清尿酸值變化太大是不好的。但是若使用probeneshid，它對血清尿酸值影響很大，所以才要一天分二次使用。其實任何一種藥都最好是不要一日只服一次，最好分二次服用。

對一些患者而言，由於其他的藥對控制血清尿酸值並沒有顯著的效果，所以醫生較常建議的是每日服用一〇〇mg以下的bensbromalon來控制尿酸值是比較好的一種方式。

尿酸排泄劑的缺點和副作用

像我們所說過的一樣，尿酸排泄劑的作用是將尿酸自尿液中排出，使血液中尿酸的代謝正常化。因為是將多餘的尿酸排出體外，所以使用尿酸排泄劑是比較理想的治療法。然而要注意的是當血液中的尿酸恢復正常時，一方面要特別注意尿液中的尿酸也比以前更多了。如果尿液中的尿酸增多時，尿道內產生結石的機會就很大了。所以可以服用碳酸氫鈉等鹼化劑而預防結石的發生。另外，尿酸排泄劑本身的副作用如上表所示。

■尿酸排泄劑的副作用

プロベネシド的副作用	血液方面的副作用	貧血、溶血性貧血
	過敏症	發熱、皮膚炎、發癢、肝壞死
	胃腸方面的副作用	噁心、嘔吐、食慾不振
	其他的副作用	頭痛、多尿、牙痛、面部潮紅、腎臟病
ベンズブロマロン的副作用	過敏症	發疹、面部發紅、發癢、紅斑
	肝臟方面的副作用	S-GOT，S-GPT的上昇
	消化器官的副作用	胃痛、腹痛、噁心、下痢、口乾舌燥
	其他的副作用	浮腫、胸部有壓迫感、頭痛

■尿酸排泄劑適用的情況

1 排泄低下型的痛風或高尿酸血症的時候

2 因副作用而不能用尿酸合成阻礙劑的時候

3 尿酸合成阻礙劑無法有效控制尿酸時

4 治療高尿酸血症需和尿酸合成阻礙劑一起合併使用

以上四項只是一般的標準，
還是需由醫生決定

適合服用尿酸排泄劑的病患

適合服用尿酸排泄劑的條件，如上表所示。使用尿酸排泄劑的人除了適合異嘌呤醇的人之外，也就是「排泄低下型」（參照七十四頁）和「混合型」（參照七十四頁）的痛風病患。另外異嘌呤醇並不能完全控制尿酸，還是有不適合使用此藥的人服用異嘌呤醇。實際上，這些患者約占痛風患者全體的百分之七十～八十。

另外，在治療混合型的痛風上，也可以將少量的尿酸合成阻礙劑和尿酸排泄劑合併使用。

應該使用那一類的藥物比較好

不管是異嘌呤醇或尿酸排泄劑也好，只要適時使用都有確實的效果。而且最好是以正常量服用比較安全。到底那一種比較好，由於它們適用的情況不同所以有所差異。到底要使用那一種藥物，有確切的標準可以依循，所以也不用擔心。

而要選擇那一種藥，也不簡單，必須要考量種種條件才能決定。像「產生過剩型」的痛風病患，就比較適合使用異嘌呤醇。因為產生過剩型的痛風，在體內積存大量的尿酸，如果使用尿酸排泄劑，就會

■尿酸控制劑使用的標準

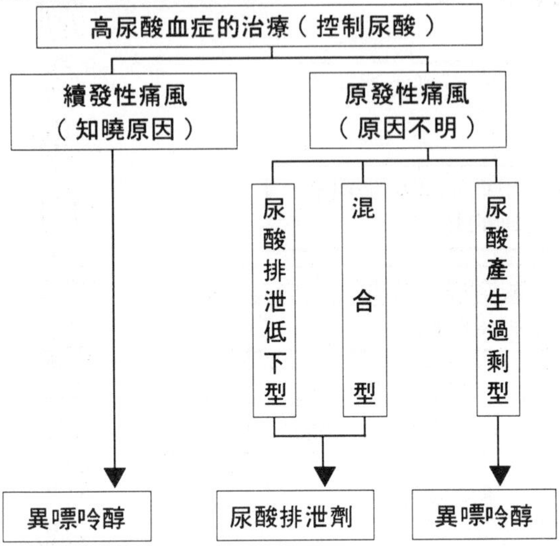

■產生過剩型的痛風患者使用尿酸排泄劑後，會有產生尿酸結石的危險

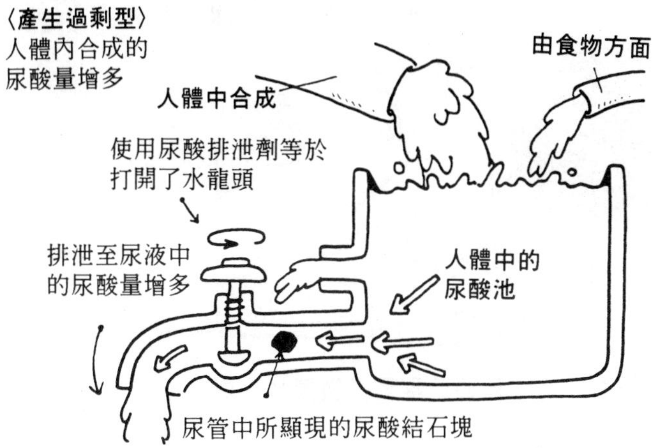

使尿液中的尿酸也跟著大量增加而有尿酸結石的危險。相反的，當患者體內尿酸產生的狀態屬於低下型，即使服用尿酸排泄劑，由於在尿液中的尿酸也不會增多，所以不必擔心有尿酸結石的危險。

在藥物的使用上，必須依據尿酸的產生量及排泄量來做適當的調整。然而這卻是件辛苦的事。

之所以說辛苦是因為，第一、你必須要測量每日排放至尿液中的尿酸量，當然你非得將整日的尿量收集起來。第二、一日中尿酸量產生的計算相當繁雜。

不管怎麽說，要使用那一種藥物都要依醫生的指示才可以決定。

用藥量是依據什麼決定

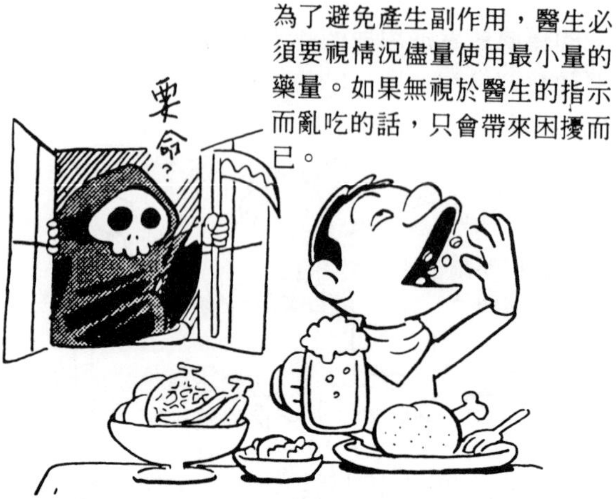
為了避免產生副作用，醫生必須要視情況儘量使用最小量的藥量。如果無視於醫生的指示而亂吃的話，只會帶來困擾而已。
要命？

■服用對人體足夠的藥量是很重要的一點。

一般來說，尿酸控制劑必須不間斷地使用。因為長期使用的關係，必須要考慮到有引起副作用的危險，最好將用藥量控制在最少的範圍之內，只要足夠應付就可以了。然而藥量的多寡又是依什麼而決定呢？

追根究底，藥量的多寡是由血液及尿液中尿酸值的測定及併發症的情況來決定。即用藥量應控制在能使血清尿酸值維持四・五～五・五mg／dℓ的安全範圍內就夠了。如果尿酸值超過這個範圍，就應檢討是否用對了藥或是藥量不夠而應增加。但是這些都必須先和主治醫生討論過後才可以決定。

如何使用錠劑

■服用錠劑時若將它切一半會比較方便

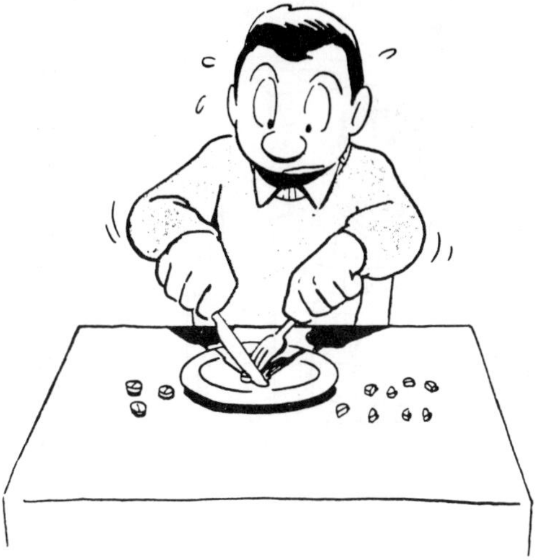

當你使用尿酸控制劑時，有一點是必須要注意的。那就是千萬不要一天吃一顆異嘌呤醇或プロベネシド。如前面一〇二頁～一〇四頁說過的，以十二小時為原則，如果一顆分兩次服用，每一次的量只有½顆。

這樣的服用方式必先好好考慮，也有切一半的錠劑可供患者選擇。

像這樣將藥分一半的事，對病人來說是很容易就感到厭煩，所以最好當你把藥從醫院拿回來時就立刻將藥用刀子都切成一半，免得日後麻煩。

當藥效產生時發作也變得頻繁

■雖然尿酸控制劑是治療痛風的藥物，但它卻沒有抑制及預防的作用

希望患者能了解尿酸控制劑的作用，如果發作時可別說它全然無效

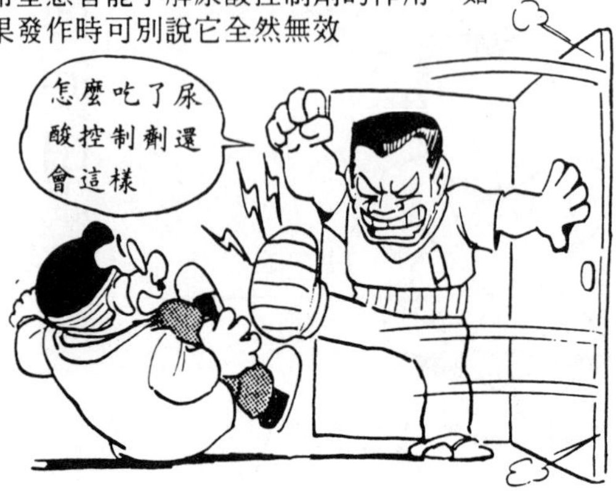

「用了異嘌呤醇，可是沒多久又發作了。到底這個藥有沒有用，還要不要繼續服用。」這樣的牢騷常常可在病人口中聽到。

為什麼有這樣的事，通常是由於對異嘌呤醇的誤解。痛風的發作是由於血清尿酸值過高所引起的，但卻非唯一的原因，而必須還要其他的因素才會發作。而其中之一就是「尿酸值的急劇變動」。然而這並不只是指急劇上升而已，連劇烈下降也有可能引起痛風發作。所以當使用異嘌呤醇會使尿酸值急劇下降，所以也是造成痛風發作的原因。

如何解決藥物治療上的問題

當你碰到「非使用異嘌呤醇來降低尿酸值不可，但又不想痛風發作」這種問題時，要解決這個問題有二種方法。

①在不使痛風發作的程度慢慢的降低尿酸值。

②當尿酸值正常之後，就要做好一些防止痛風發作的防範措施。

如果要採取①的方法，就必須要改變一下服用的方式。異嘌呤醇或尿酸排泄劑也好，先從正常量（參照上表）的⅓～½開始服用，並且每隔二～三週測定一次血清尿酸值再慢慢增加藥量，只要使血清尿酸值維持在五mg／dℓ左右就可以。

如果採用②的方法，實際上，並沒有完完全全可以防範痛風發作的方法。在發作的前兆產生時，只有靠秋水仙鹼來應付。這樣做只是避免痛風的發作更嚴重而已。

■尿酸控制劑的維持量

	一日的維持量（成人）	初次服用1日的服用量
アロプリノール（異嘌呤醇）	400mg	100～200mg
プロベネシド	1000mg	250～500mg
ベンズブロマロン	50mg	20～ 25mg

再次提醒您服用痛風治療藥物的原則

在這一章裡，我們再將用藥的基本原則確認一次。

・「**發作的前兆期**」——秋水仙鹼

・「**發作極期**」——非類固醇系消炎鎮痛劑

・「**寬解期**」——尿酸控制劑

然而常常有患者把這個原則忘掉。

像這樣的人，把應該服用什麼藥的大事給忘掉，所以當痛風發作時只想到，「不管如何先吃了藥再說！」因此總會先選擇尿酸控制劑。

■痛風發作時服藥的程序

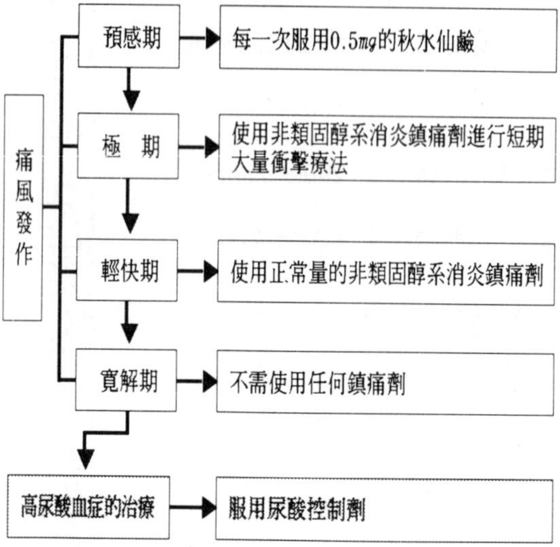

■如果認為只要是痛風的藥都可以服用。這種想法是錯的

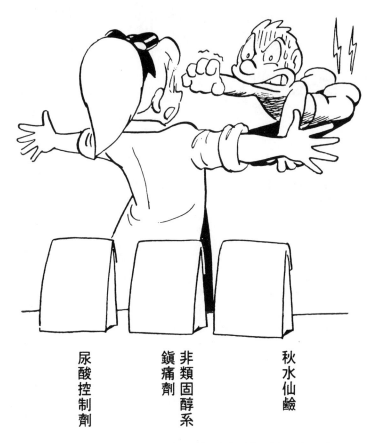

這是多麼嚴重的錯誤。這樣做只會加速病情的惡化。因為異嘌呤醇和尿酸排泄劑完全沒有抑制發作的作用。而且一旦尿酸值急劇下降，反而更容易發作。

即使不斷服用尿酸控制藥物仍有發作的可能

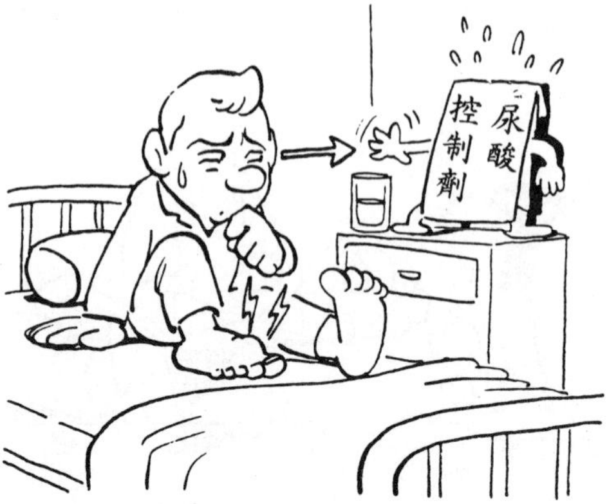

■治療期間若仍有發作的情況並非是尿酸控制劑無效

就算不斷服用尿酸控制劑，仍然有發作的可能。特別是在開始治療（尿酸控制的服用）後六個月以內，痛風再度發作的情形就某個角度而言是理所當然的。像這種情況就必須請教醫生了。而且你和醫生討論之前，常會有手足無措的感覺。這個時候，首先應該服用非類固醇系的消炎鎮痛劑，而且還是要服用同量的尿酸控制劑。

尿酸控制劑並非是引起發作的誘因，只是假如不斷的使用尿酸控制劑的話，會由於別的原因而引起痛風發作。

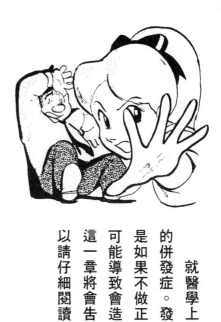

第五章 痛風所產生的併發症亦需注意

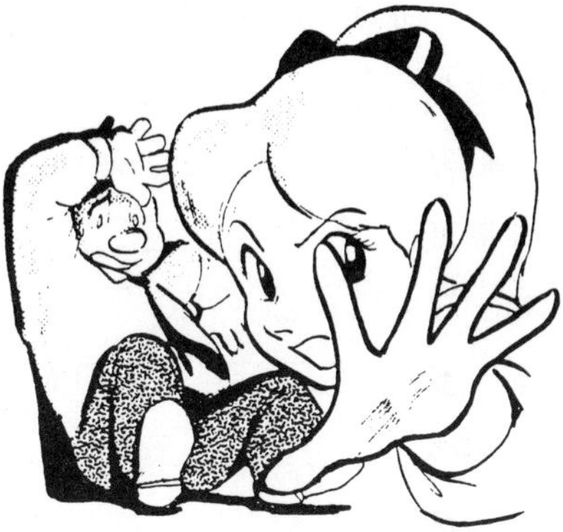

就醫學上的觀點來說，痛風最可怕的是它的併發症。發作時的痛楚並不會導致死亡。但是如果不做正確的處置，就在你不注意間就有可能導致會造成死亡的併發症。但是甭擔心。這一章將會告訴你種種有關這方面的知識，所以請仔細閱讀，因為你將會受益無窮。

最可怕的併發症——腎機能障礙

痛風有許多可怕的併發症。最近雖有減少的趨勢，但痛風患者死因第一位仍是因腎衰竭所產生的尿毒症。總而言之，對痛風病人而言最需要注意的就是腎臟方面的問題，而且，尿道結石也是很麻煩的病。

而且，腎臟方面的毛病除非是嚴重到某一種程度之後，病患才會發覺到，換句話說，當你發現到腎方面有毛病時想要治療它也不是件簡單的事了。

■痛風患者常見的病症

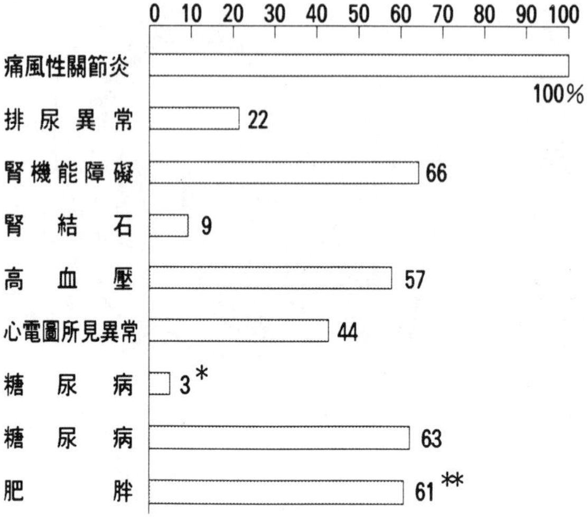

＊藥劑依存性1%以下　＊＊肥胖度＋10%以上

腎機能障礙的初期症狀——口渴

在因痛風引起腎障礙（稱痛風腎）時，從相當早期開始就已有經常口渴的毛病了。這是由於腎機能不良無法製造濃縮的尿液。

為了詳細說明，先簡單了解一下腎的功能。正常的腎可依據飲用下的水，來自動調節尿量。例如，當你喝大量的水，腎臟可以將尿稀釋，並增加小便的次數排出體外。當水量減少時，腎臟為了保存體內的水分於是會自動減少尿液中的水分，而小便也會變得較濃。總而言之，腎臟對於人體內水分的管理具有相當微妙的調節作用。

但是由於痛風的關係會使得腎臟的「髓質部份」惡化，而調節體內水份的功能也會跟著受損，變得不能排出濃度較高的尿液，而只能排出較稀的尿液（水分較多的尿）。這種狀況在醫學上稱為「腎臟濃縮力低下」。

像這樣因為較薄的尿無法將體內一些較久的廢物排出，所以只有增加排尿的次數。所以喝了很多的水，然後尿的次數及份量也增多，因此更容易感到口渴。像這種惡性循環便產生了。雖然是如此，但如果有點類似的狀況發生，也不必太擔心，說不定不是腎的問題。

痛風引起的另一種症狀——尿道結石

尿中含有大量尿酸時，會產生類似石子的結晶物。這些結晶物稱尿道結石或尿酸結石，這個結石如同左頁所示一般，會從尿管下落至膀胱或尿道。這種結石有可能在尿道的任何地方形成。當你的尿中帶有血時，這個結石的情況已很嚴重了，光從尿的顏色就可知道了。

一般的尿酸結石，是無法用X光探測出來的。而且在診斷上比其他的結石更困難。當發作期過了之後，結石會自尿液中排出，此時就非得動手術才行了。如果結石隨尿液排出時，一定要將結石留下來交給醫生。讓醫生來分析結石的成分，是否有尿酸結石。

■尿酸結石和尿道結石的不同是因分類的方法不同而分別

結石產生的部位

尿路結石
- 腎結石
- 尿管結石
- 膀胱結石
- 尿道結石

結石成分

尿酸結石
- 鈣結石
- 磷酸鹽結石

（包含這三種，共有十種成分以上的結石）

■各種不同的尿路結石

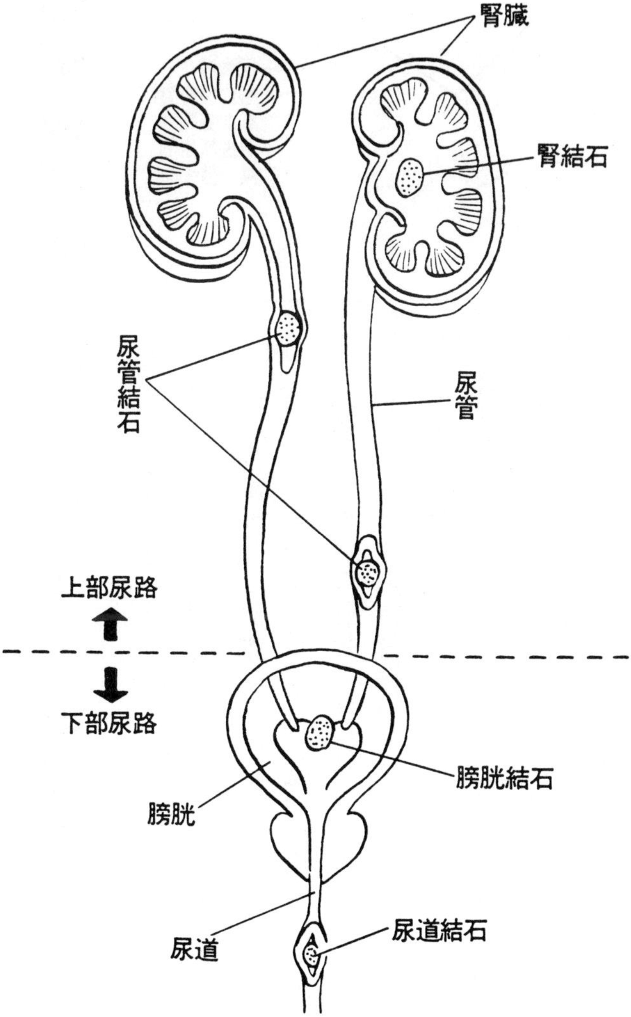

腎障礙或尿酸結石惡化就成了腎衰竭

■痛風病患的死因隨年齡而有所改變

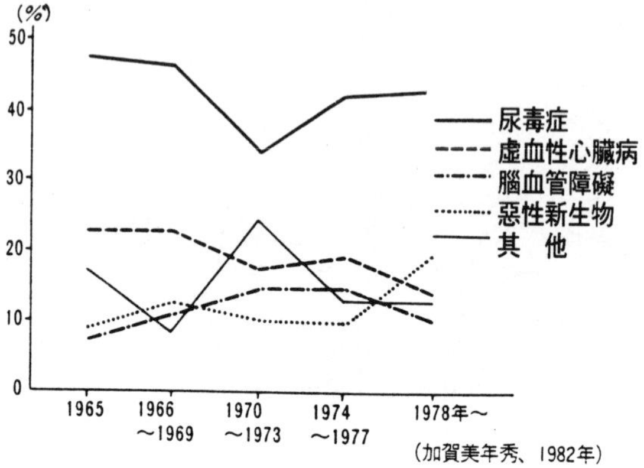

(加賀美年秀、1982年)

腎臟，對人體而言有過濾物質的功能，同時還有調節水分的作用。當腎臟方面有了問題，此時它的機能也受到損壞。所以體內的廢物不斷堆積，而且體內水分也因腎的調節作用受損而變得過多，並造成浮腫等種種症狀。當體內的尿酸過多時，它會沈澱在腎臟的髓質部分，並且使得腎臟失去稀釋尿液的功用。當結石形成時，也會造成排尿不順，這是因為腎臟無法調節尿流，更容易使病情惡化。由於這兩項原因，使得痛風病患的腎臟更容易惡化。

像這樣病情不斷惡化，而且有生命危險的狀況，醫學上稱為腎衰竭，它的症狀稱尿毒症。

有「痛風結節」表示治療並不完全

■痛風結節產生的部位

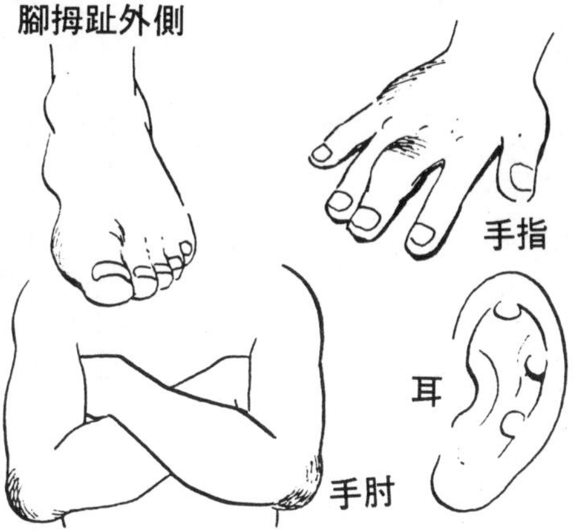

若是痛風患者不能接受正確的治療，那麼在患部的皮下組織則會因積有尿酸而產生稱為痛風結節的硬塊。

這種硬塊通常容易發生在耳、手肘、指甲、手指關節、膝蓋、腳後跟、腳趾、阿基里斯腱等處。摸起來硬硬的但不痛。但若尿酸值增高，它也會跟著變大。

一般來說有痛風結節表示治療尚未完全。換句話說，如果能不間斷地接受正確的治療（尿酸的正常化），這所謂的痛風結節也不致於形成。

屬於痛風併發症的心臟病、腦血管障礙有增多的趨勢

現在，受到痛風的影響而陷入悲慘地步的患者已經不多了。如果接受正確的治療將不會對原來的生活有任何影響。然而，在醫療上美中不足的是，現在仍有末期的病患存在。這是由於種種理由，使得患者本身自己失去了接受現代醫學的治療。

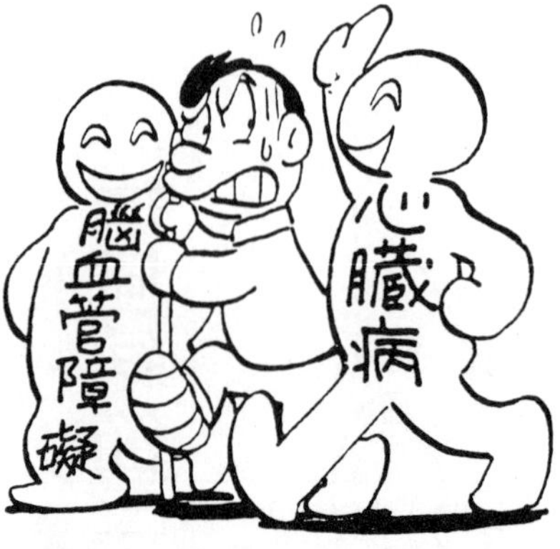

■心臟病或腦血管障礙並非是痛風的結果，而是它的併發症

痛風患者若接受不正確的治療，他們的壽命會比一般人少十年左右。在以前因痛風腎造成的尿毒症所引起的死亡率約占六十～七十%，由於現代醫學的進步，已降低它的比例了。然而取代尿毒症而起的是心臟病或腦血管障礙。與其說這些是因痛風本身所引起的併發症，倒不如說是由於痛風病人因肥胖、暴飲暴食、酗酒及壓力而造成這些併發症要來的恰當。

第六章

預防痛風發作及其併發症所需的檢查

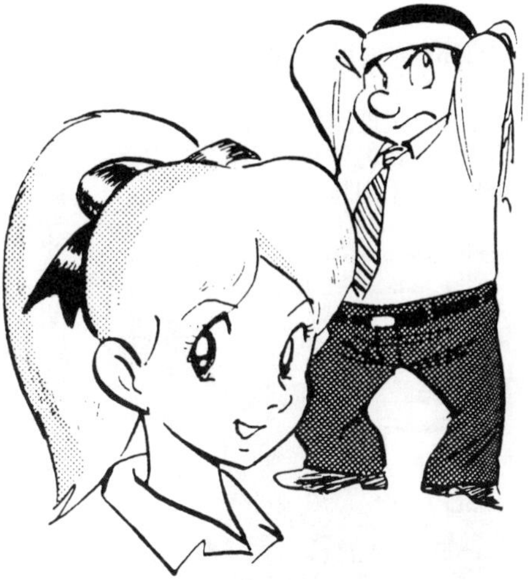

在這一章裡，我們接續前一章所談的，來研究有關如何克服痛風的併發症，及種種必要的檢查。但是一般醫學上的檢查知識或許對一般的患者來說並非很重要的事。但是痛風則是特殊的情況，對痛風患者來說，必須要對痛風有基本的認識。要想更深一層了解痛風，就請您細心研究這一章。

每二個月做一次血清尿酸值測定

現在，要測定血液中尿酸的濃度（血清尿酸值），只能由醫生來測定。只要你想做這類的測量，在一般的診所裡都可以接受簡單的測量。

如果想要病情好轉，就必須經常到醫院裡接受測量以確保血清尿酸值的正常。

如果要問多久做一次測量比較好的話，在治療初期應頻繁些，等經過一段時間後，以二個月做一次為原則，一年約做六次。

當然，如果狀況好的話三、四個月做一次也沒關係。相反的，若情況嚴重，每週做一次甚至每天做一次都沒有關係。

如果覺得常常到醫院做檢查很麻煩，價格又不低，但也可以自己去購買測定尿酸值的機器（參照上圖）。但像這樣自我測量上

■可以測定血清尿酸值的機器

將採得血清的試紙用機器分析，而測定尿酸值。除此之外也可以利用此機器作其他的生化測驗。

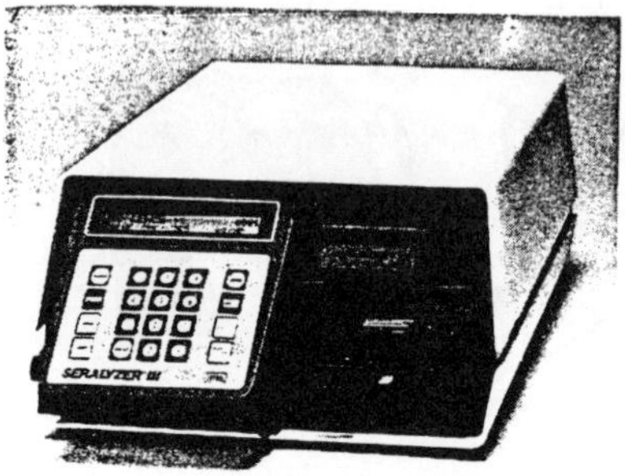

■原則上每兩個月到醫院一次，而後視病況來調整

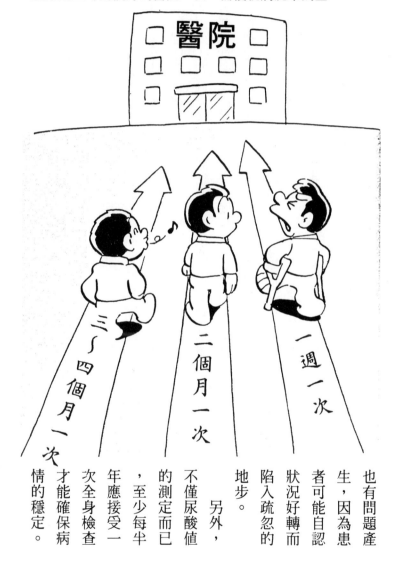

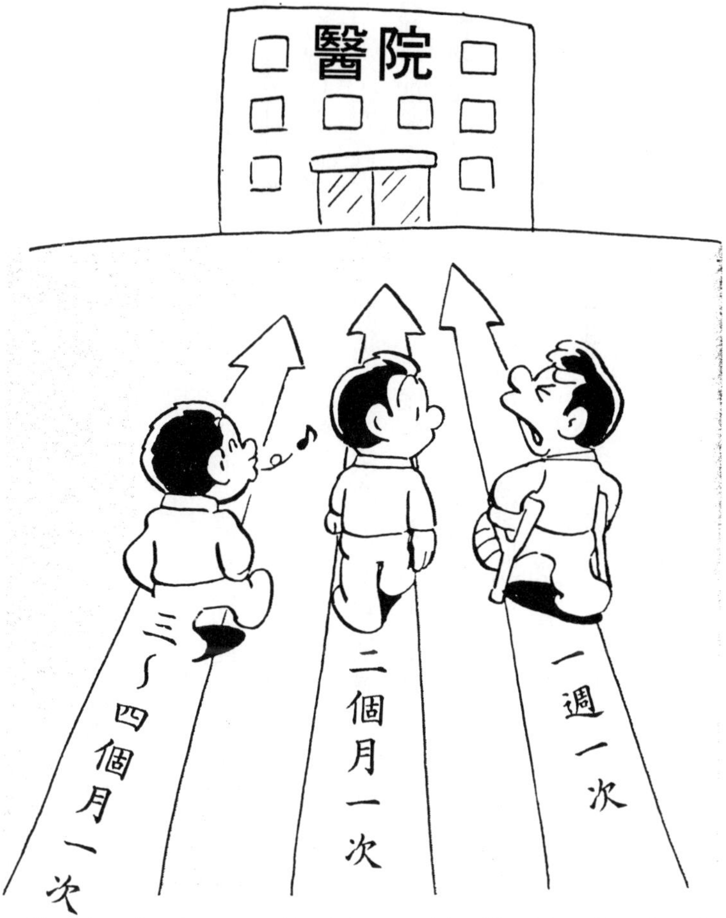

也有問題產生，因為患者可能自認狀況好轉而陷入疏忽的地步。

另外，不僅尿酸值的測定而已，至少每半年應接受一次全身檢查才能確保病情的穩定。

一天尿中尿酸總量是測量的重點

在痛風中，有時候尿液中的尿酸值並不能夠做為推測血清尿酸值的根據。像我們在一一九頁中談過的如果腎臟控制血液濃度的功能受損時，那麼「尿液中的尿酸濃度」未必能反映「血液中的尿酸濃度」。而且當你使用尿酸排泄劑時，「尿液中的尿酸濃度」會增高，而「血液中的尿酸濃度」則會降低。

另外，在高尿酸血症的情況中，尿液中的尿酸量過多雖不是好的現象，但因使用尿酸排泄劑後而使得尿液中的尿酸量增多，則表示有效果。（當然，這是指剛使用尿酸排泄劑的初期而言，若尿酸控制劑的效果進行順利，並不會使尿液中尿酸量增多）。總而言之，尿液及血液中的尿酸濃度的判斷不是一件容易的事情。

在治療上最重要的數據，並不是指每一次排尿中的尿酸量，而是指在一定的時間裡所排出的尿酸總量，亦即一日中所有排尿量中的尿酸量。因為由此可知，尿酸的代謝情況是如何。例如，一天中尿酸的排泄量少，可以判斷患者是屬於尿酸排泄低下型的患者，另外，若尿酸的量多，可判斷是屬於產生過剩型的患者。

■隨著排至尿液中尿酸量的增加，結石發生的機會也增高

尿中尿酸排泄量（mg／日）	尿路結石的發生頻律	
	原發性痛風	續發性痛風
300以下	每36人中有4人（11%）	0（0%）
300～499	每324人中有68人（21%）	4人中發生機率為0（0%）
500～699	每317人中有66人（21%）	每13人中有2人（15%）
700～899	每154人中有53人（34%）	每7人中有3人（43%）
900～1099	每39人中有15人（38%）	每7人中有4人（57%）
1,100以上	每18人中有9人（50%）	每4人中有2人（50%）

同樣的，在治療的效果上，也可依此來判斷。例如使用異嘌呤醇時，血液中的尿酸濃度降低，使得一天中尿酸的排泄量也減少，若有此現象可知異嘌呤醇的效果已經產生了。另外，使用尿酸排泄劑時，血液中的尿酸濃度下降，而一日中的尿酸排泄量增加，表示尿酸排泄劑的效果已經發揮，它使體內多餘的尿酸排出體外。

還有，若一天中尿酸的排泄量太多，也可判斷有可能產生尿酸結石的可能。所以一日中尿酸的排泄總量不單可用來檢視患者的狀況、藥物的進行情況，也可當作預防尿酸結石的依據，可說是重要的指標。

如何測定一日的尿酸排泄量

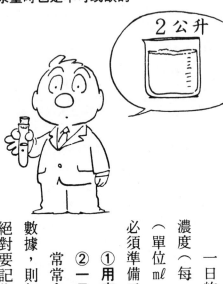

將尿酸的濃度乘以一日的全部尿量就是一日中尿酸的排泄量。亦即：

一日的尿酸排泄量（單位：g）＝尿酸的濃度（每一mℓ中含的量）×一日中的全部尿量（單位mℓ）。因此，當您要到醫院去檢查時，必須準備二項資料。

①用來測量尿酸濃度的尿液。

②一日中排出的全部尿量。

常常會有人疏忽到②的重要，若沒有這項數據，則無法計算出一日的尿酸排泄量，所以絕對要記住。

■即使是一部分，在計算1日份的尿量時也是不可或缺的

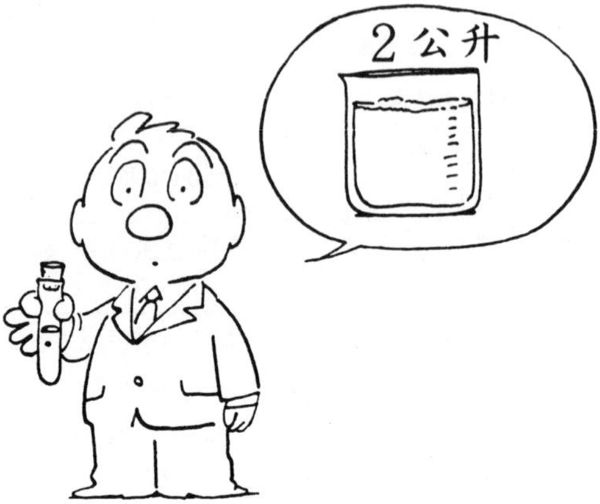

測量一日份的總尿量方法

■使用適當的容器來作測量是最簡便的

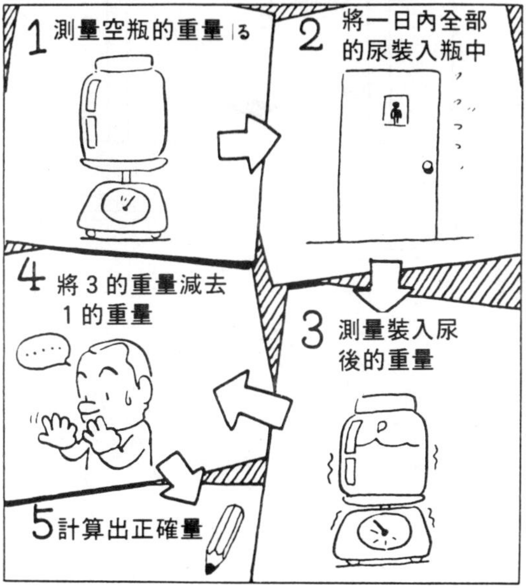
1 測量空瓶的重量
2 將一日內全部的尿裝入瓶中
3 測量裝入尿後的重量
4 將3的重量減去1的重量
……
5 計算出正確量

在前一頁所說的，要想測量一日的尿酸排泄量就必須要測量一日中全部的尿量。這並不是件簡單的事。但是有許多能測量的方法，現在就一一為您介紹。

・**利用身旁適當的容器來測量**

①先準備四 ℓ 以上的容器，並量出空瓶的重量。

②將一日內所有排出的尿液倒入瓶中。

③再量裝入尿液後容器的重

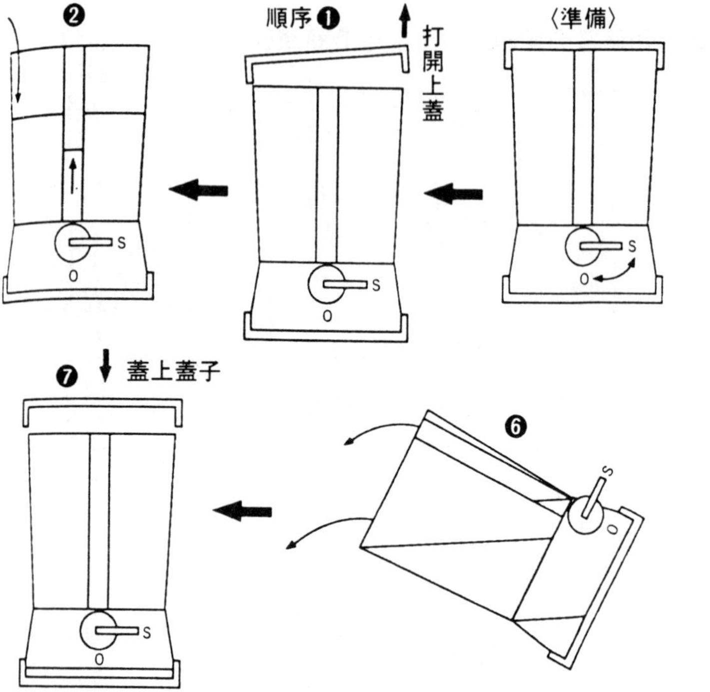

量。

④將③的重量減去①的重量就得到尿液本身的重量。

⑤從尿的重量推測。此時若將尿和水視為相同的東西也沒有關係。也就是當尿的重量超過二kg時，它的量就約是二ℓ。

・優林P的使用方法

這種道具，在每次排尿時，會將一部分給蓄積起來。所以可由一日中蓄積的尿量來判斷一日中排出的全尿量。

在使用前先將底蓋鎖緊，接下來將旋塞依S→O→S的順序

■**優林P的使用方法**（詳細說明請看本文）

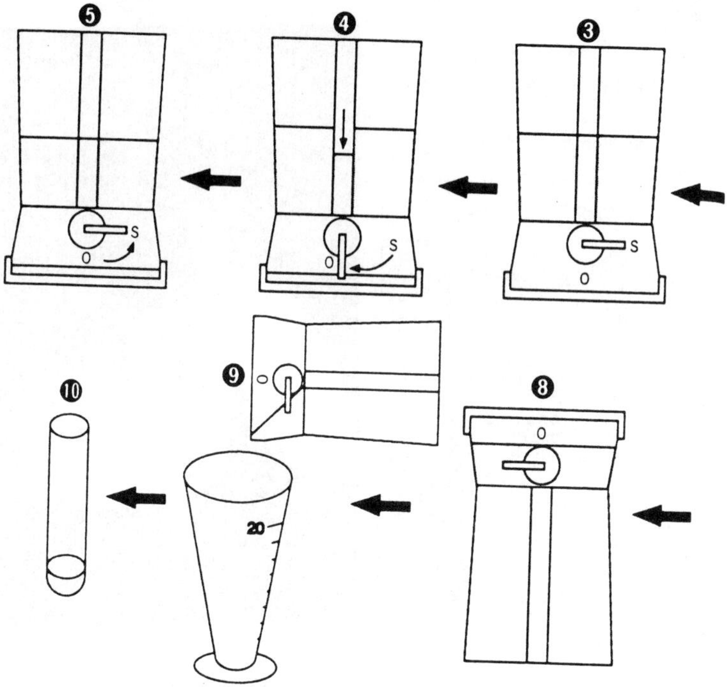

旋旋看是否正常。然後再依下列的指示進行。

①將旋塞固定在S的地方。

②將尿液倒入上面的「杯子」中，將它水平放好（這樣一來，中間細管中的尿液會慢慢上升）。

③確認管內的尿液已不再上升。

④將旋塞轉到O的地方，如此細管中的尿液就會流到下面的「杯子」中。

⑤接下來再轉回S的地方。

⑥將上面杯子裡的尿液及細管中殘存的尿液倒掉。

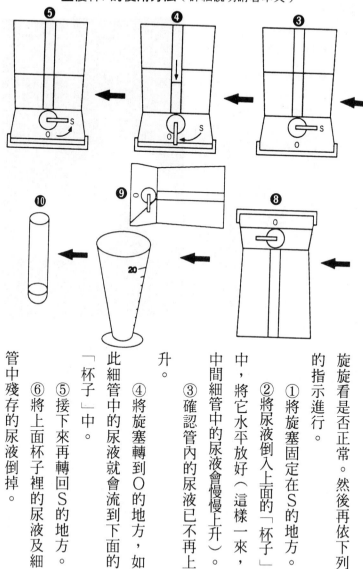

■優林P

根據132～134頁的使用說明，
採取每日全尿量的五十分之一

優林P的構造

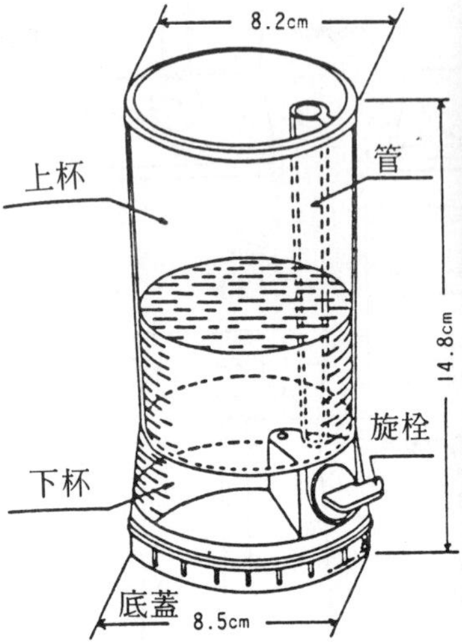

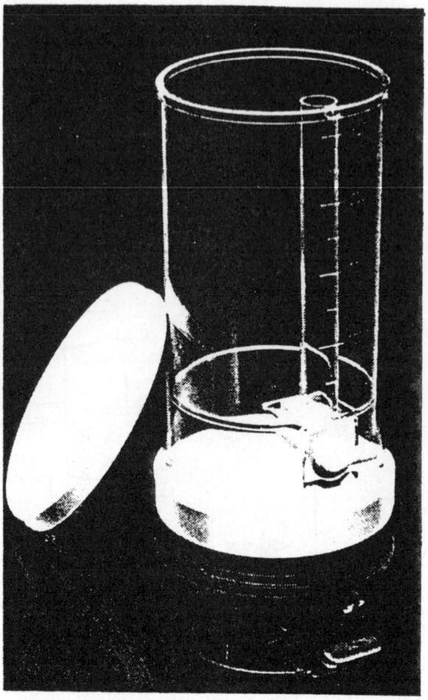

⑦這樣就完成一次的操作。在底下的杯子中的尿量約是每一回排尿量的$\frac{1}{50}$。如此，在每一次採尿時都保留前次的尿液，下次的採尿也依①～⑦的順序。如此在二十四小時不斷重複就可採得全尿量。

⑧二十四小時後將底蓋旋開。

⑨將底杯蓄積的全量倒入量杯做測量。測量後所得的值乘以五十就可得到一日中的全部尿量。

⑩將測量後的一部分尿液裝入容器，帶到醫院做尿液濃度檢定。

調查腎障礙的尿液濃縮檢查

我們在一一九頁說過，痛風會引起腎臟方面的障礙，而變成只能排出低濃度的尿液。也就是「腎臟的濃縮能力減低」，變得常會口渴等狀態。像這樣測定腎臟濃縮能力的檢查叫「FISHBURG試驗」簡單地說，這種檢查是在前一天晚上起就不要喝水（包括含酒精成分的飲料），然後看尿液的濃縮程度，它的做法如下所示。

①在試驗進行的前一天還是正常飲食，然後就不能吃任何東西了。

②在試驗當日的午前七點、八點、九點三個時間內採取尿液。

③將三次採得的尿液，測定它們的比重及浸透壓，分析其中的數據，然後可以判定腎臟的濃縮能力。若是正常的話，不喝水的情況下，尿的濃度會增高，但若因痛風使得腎臟功能受損而只能排出薄尿。

這種檢查在有尿崩症（因腦部分泌的抗利尿荷爾蒙不足，而使得非常薄的尿液大量排出）及脫水狀態時是不能做的。

另外，這種試驗的結果，另外要加上其他的因素，並無法單靠一方面的數據來解釋，還是需要接受主治大夫的說明才好。

調查腎障礙程度的血清試驗

在調查腎臟功能上有一種所謂的血清檢查。這是經抽血後，檢查其中是否含有蛋白質的代謝物的試驗。這個成分經過腎臟過濾後，會有一定的量被排至尿液中。但是，若腎臟機能受損時，它排至尿液中的量就會減少，而殘留在血液中的量相反地就會增多。所以可以根據這項檢查來判定腎臟是否受損。所得的值也可以做為其他病症的參考。由這種檢查大致可以得到一套標準。

「未滿一・五」→腎臟的功能很正常。

「一・五～二」→表示腎臟功能已稍有異常。

「二以上」→表示必須要非常注意了。

「六以上」→表示腎臟已受到相當程度的破壞了。

當它的值達到一・五時表示腎臟功能的⅓受損。原本若在「二」以下時，它的值很容易變動，但在〇・五～一時即使有變動，對生理也不致造成影響，但也不能放鬆。所以，當您稍微察覺到腎臟功能有異常時，可藉由此種方法來檢查。其間詳細的作法，還是請和您的主治醫生商討後一定會有圓滿的答案。

尿液的沈渣中有紅血球可能已有結石

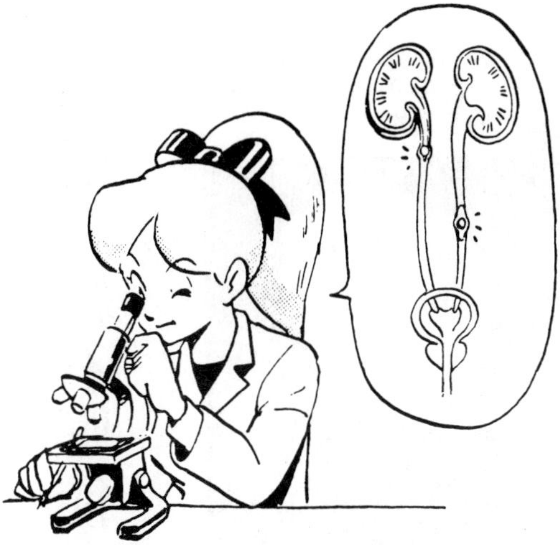

■利用顯微鏡來檢查尿中有無結石

要想知道腎臟或尿道中是否有尿酸結石，當然最直接的調查方法就是分析尿液中是否含有尿酸結石的成分。但是這不是件簡單的事。為什麼呢？因為尿液的ＰＨ值稍有變化，結石的成分就消失了。

另外還有一項重要的工作，就是利用顯微鏡來檢查尿液中所含的固體部分是否含有紅血球。若有尿酸結石，利用高倍的顯微鏡可以查看到血尿的情形。所以當您發現到有血尿的情形時，則表示有結石的存在。

若懷疑有結石應使用X光來檢查

當您覺得常會感到背痛或尿液中有血時，就可能已有了結石。但是，由尿酸構成的結石，用一般的X光是看不見的，必須要利用造影劑才可以。

利用這種檢查，可以知道結石的位置，結石的大小程度，甚至可以知道結石的存在對腎臟造成了多大的壓力。依據這些資料，對日後的治療上有很大的幫助，可以依據它們做為治療的方針。另外，若結石過大，則非利用手術才能將它們取出。

■尿酸結石

左側的圖片是其中割開後的部分。結石是一種同心圓的構造。

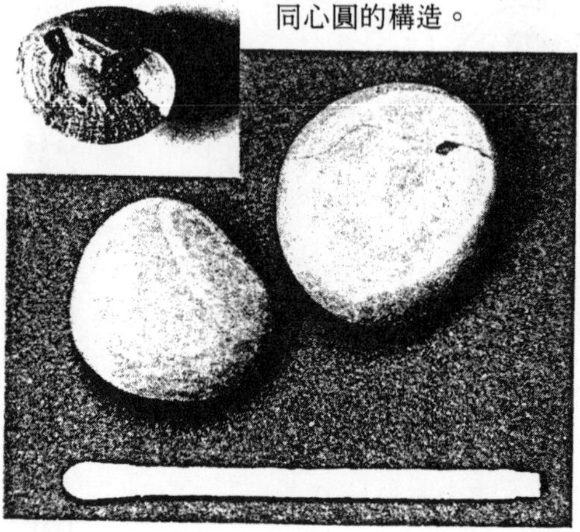

第七章　日常生活中治療上的重點

在痛風的治療上，重要的不只是接受醫師的診斷及服藥而已。實際上，患者在日常生活中也有許多需要用心注意的地方。而且並不是很難做的。如果能知道如何去做，並且將它生活化，變成一種習慣後，就有可能將痛風完全克服。

痛風是日常生活中不可疏忽的毛病

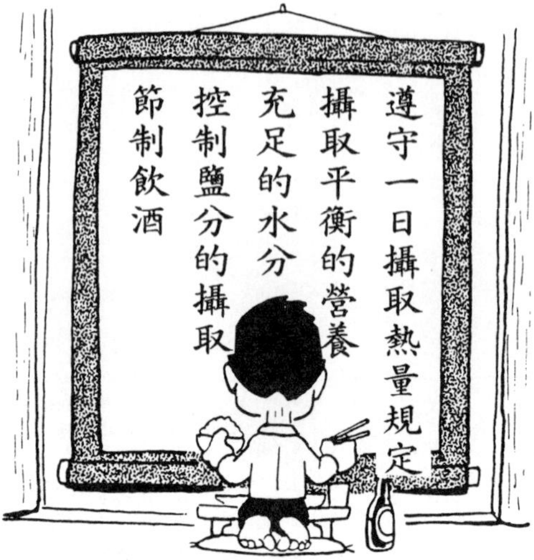
遵守一日攝取熱量規定
攝取平衡的營養
充足的水分
控制鹽分的攝取
節制飲酒

■日常生活保持規律是治療的重點

治療痛風或高尿酸血症，最基本的還是藥物治療。只要依據醫生的指示正確服用藥物，並不會在日常生活中造成太多的困擾。可以說是「一病消災」，反而會使您更注意健康。有這種病並不須要隱藏也不用感到不好意思。

但是，若是您認為這種病不算什麼大病，就是件危險的事了。若是日常生活的步調不正常，可能會導致意想不到的後果。例如，在日常生活中引起痛風的因素有飲食過量、肥胖、飲酒、運動

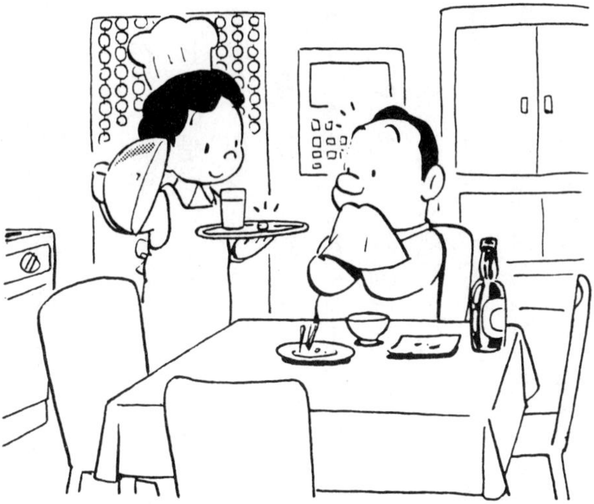

■把定時服藥當作生活習慣的一部分

不足等原因；而由於痛風併發症像心臟病、腦血管障礙所造成的死亡原因也有增多的趨勢。

總之，倘使因能控制某一項病症就安心的話，很容易導致對其他症狀的疏忽。所以說「一病消災」，倒不如說「一病導災」要好。

為了避免陷入此種地步，除了平常應遵照醫生指示服用藥物，同時，也要建立自己健康維護責任的觀念。

另外，在平常就不能疏忽高血壓、高脂肪及糖尿病等疾病，同時也要接受防癌的健康檢查才好。

尿液的鹼化①

使用碳酸氫鈉可以有效控制尿液的PH值

在這一節中，PH值是重要的項目，所以我們簡單地對PH值做下說明。PH值是以數字來表示。PH值為七時表示為中性，當數字大於七時，表示鹼性度增高，相反的，數字小於七時則表示酸性狀態增強。

接著，我們回到主題。人體的尿液原本是弱酸性。所以，當尿的PH值降低而呈酸性狀態時，就容易產生尿酸結石了。如左頁的圖表所示，當PH值低於六・五時，尿液中的尿酸就開始結晶化。

一般來說，痛風病患的尿液比正常人的尿液在酸性度上要強的很多，所以更有可能產生尿酸結石。另外，若積存在腎臟的尿酸無法順利排泄掉時，那些無法排掉的尿酸就一直積在腎臟而引起腎臟功能方面的問題。由此可知，痛風患者若要預防尿酸結石或腎障礙就必須將尿液的PH值保持在鹼性的狀態。

所以一方面使用尿酸控制劑，同時也要使用碳酸氫鈉。因為碳酸氫鈉有合成強鹽基與弱酸的功能，可以使尿液呈弱鹼性。

■尿酸溶解度和PH值的關係

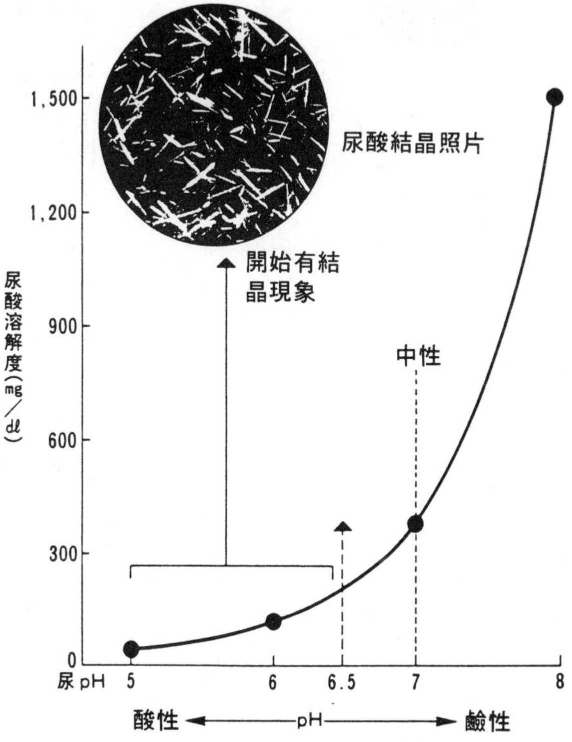

尿酸在PH值為6.5的酸性中不易溶解，在鹼性中尿酸比較容易溶解。有痛風時最好將PH值保持在6.2—6.8比較理想。

尿液的鹼化②
尿液過度鹼化是有害的

■也有比較方便的碳酸氫鈉錠，但服用過量的話……

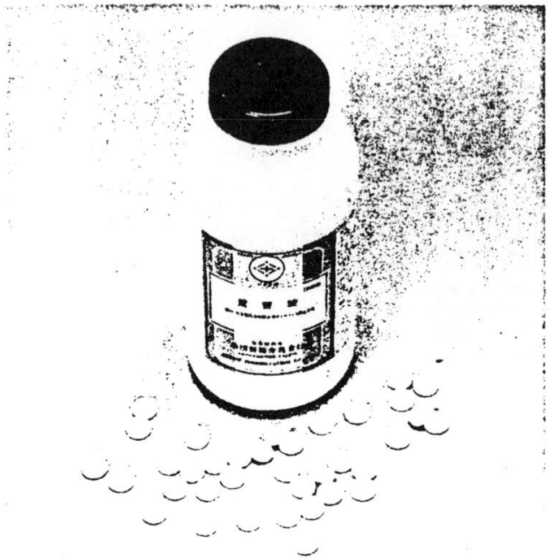

某些患者以為，不斷使用碳酸氫鈉將尿液控制在鹼性情況是最好的方法。然而，若尿液過度鹼性化也會有不良的後果。以下我們就介紹一下。

①溴酸和磷酸不易溶解，容易造成溴酸結石及磷酸鹽結石。

②尿液中的細菌容易繁殖。

從這幾點理由我們可知，用石蕊試紙測試尿液，若能維持在六・五前後○・三就算是理想的。實際上從六・二～六・八都算是適當的範圍。

尿液的鹼化③
一日服用幾次碳酸氫鈉比較理想

碳酸氫鈉的特徵在於使用後會在短時間內發揮其影響尿液PH值的作用，而其作用消失得快也是其特徵。所以要想維持尿液的PH值在正常化，就必須少量而多次的服用碳酸氫鈉才是正確的方法。

但是，要服用多少的量才標準呢？這還因患者的生活方式不同並不能一概而論。

因為碳酸氫鈉和食鹽在人體內有相同的作用，所以從預防高血壓方面來看，每一次約服用二～三勺（耳勺），一日使用十次比較合適。然而還是需要醫師的指示來測試尿液的PH值而增減藥量。

■碳酸氫鈉和食鹽一般有相同的作用，所以切記勿過量

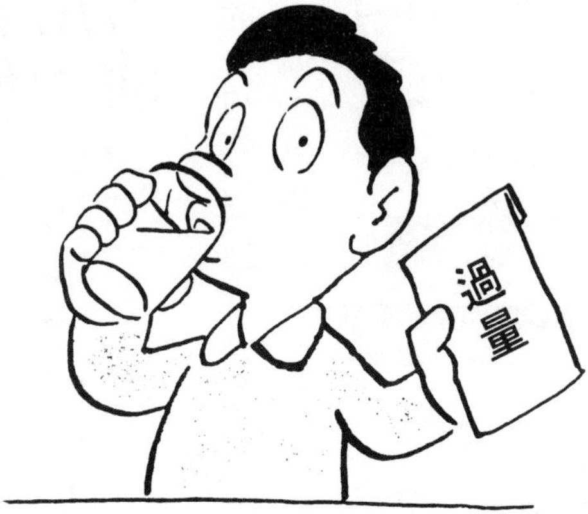

尿液的鹼化④

使用「URALYT-U」代替碳酸氫鈉也是方法之一

在前一項我們已經說過碳酸氫鈉和食鹽有相同的生理作用。由於痛風患者對高血壓有恐懼，所以服用太多的碳酸氫鈉對他們來說是件困擾的事。在這裡我們介紹一種叫「URALYT-U」的藥。這種藥和我們在此之前所說的碳酸氫鈉具有同樣的功用，是由日本蓋米芬株式會社所製造。由於它只有食鹽的功用的¼，所以即使服用多量也不致對血壓產生太多影響，所以可說比碳酸氫鈉來得安全。

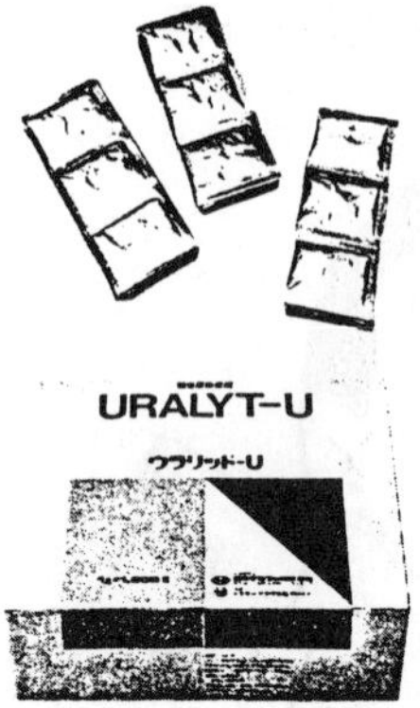

■URALYT-U
每一包約有1g。通常成人一次一包，一日三次，用量控制在使PH值維持在6.2～6.8為標準

但是服用這種藥物過量，會使得血液中鉀的成份增加而引起心臟方面的問題。所以，不管使用那一種藥，最基本的原則就是避免過量，只要將PH值維持在六・二～六・八就可以了。

尿液的鹼化⑤
能精確檢定尿液ＰＨ值的試紙

■尿液PH TEST-U「TOYO」

將試紙取下測定尿液，而後對照色調表即可判定

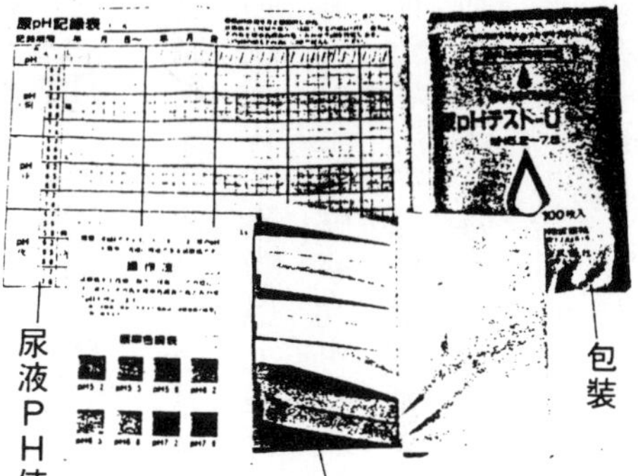

尿液ＰＨ值的管理，亦即ＰＨ值的核定作業必須由自己來做。也就是，自己利用石蕊試紙來調查自己尿液的ＰＨ值。可是一般市售的試紙，並不能檢查到精確的ＰＨ數值（超過ＰＨ六・五以上或以下就無法判定）。

在此，我們介紹一種附有色調表，能夠精確測試ＰＨ值的試紙（尿ＰＨ TEST-U「TOYO」）。使用方法是將試紙浸入尿液中，而後用色調表對照即可判定。為了能正確判定，所以最好用剛排出的尿液來做試驗。

食物療法①

「食療」可能比藥物更有效

治療痛風最主要的還是靠藥物。可是以前就有「痛風是飽食的結果」的觀念，所以食物療法在治療痛風上佔有極重要的地位。例如，限制攝取含異**嘌呤**醇多的食物、禁酒、減肥等就成為重要的一環。雖然現在治療痛風有特定的標準，但是仍有些醫生把持著「治療痛風只靠藥物是不夠」的意見。亦即，「若生活正常，且尿酸值能控制在較佳狀態時，儘可能避免服用可能造成不艮副作用的藥物」。

的確，藥物也是有可能成為傷害人體的毒藥，這是不能不注意的。但是，近來主張此種說法的人，他們的立場漸漸軟弱下來。原因是：

①現代是飽食的時代。在這種時代裡，若要強迫自己這個不吃、那個不吃，對患者本身而言在精神上可說有莫大的壓力，而且要長久堅持下去也不是件容易的事。

②從食物中攝取的異**嘌呤**醇份量，就全體來看，其實也沒有佔很多的部分，所以儘管改變了飲食習慣，最多也只能使血淸尿酸值下降約〇・五～一・〇㎎而已。

■痛風治療（尿酸的控制）的方法有藥物療法和食物療法

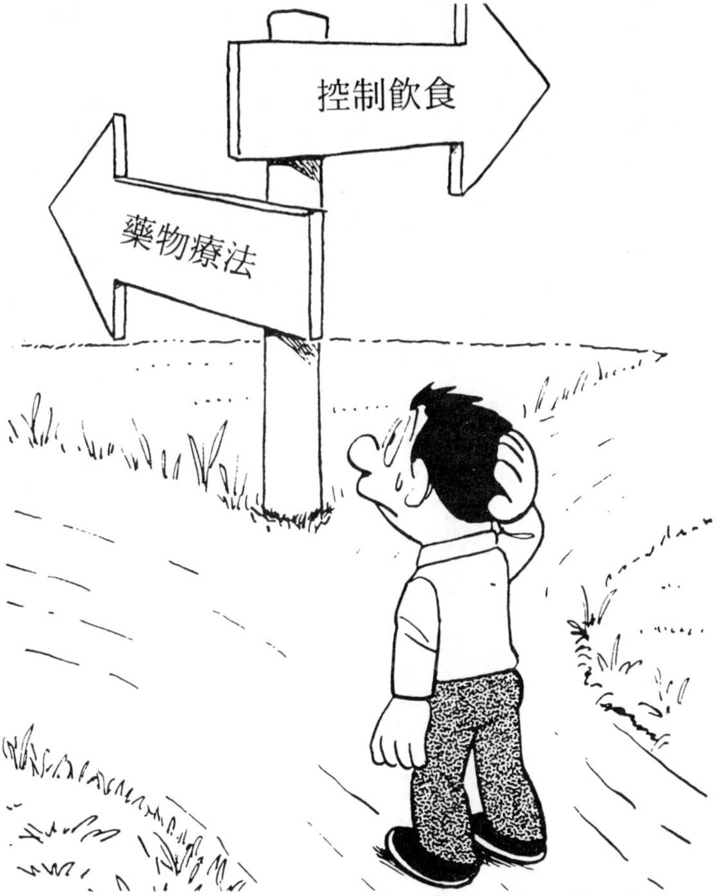

③與其把心思放在食物控制上，倒不如回過頭想一想，人生原本就該自由自在才是重要的。

食物療法②

食物療法該如何進行

在前一項提過，主張食物療法的人士，現在他們的立場逐漸軟弱下來。但是注意飲食生活也就是注重全體的生活，還是值得注視的。

在此，筆者針對「痛風和食物治療」，依下列作一些分析。

①就年輕且勞動旺盛的患者而言

在進行食物治療的同時也要適度服用最少量的藥物。就年輕人而言，他們常會因工作關係必須飲酒，且常籍工作繁忙之名而疏於服藥及中斷就診，把醫生囑咐的事項都拋在腦後。另外，年輕人也要擔心長期服用藥物之後，產生副作用的機會也大。所以要儘量控制最小的用藥量。

②就年紀較大的患者而言

年紀大的人，在肉類的攝取、飲酒上一般來說都比年輕人要少得多。所以即使嚴格遵循食物療法，也不見得有太多的效果。所以就這類痛風患者而言，最主要的是靠藥物治療，另外值得注意的就是儘量避免副作用的產生。

■食物治療法因年齡不同而效果也不同

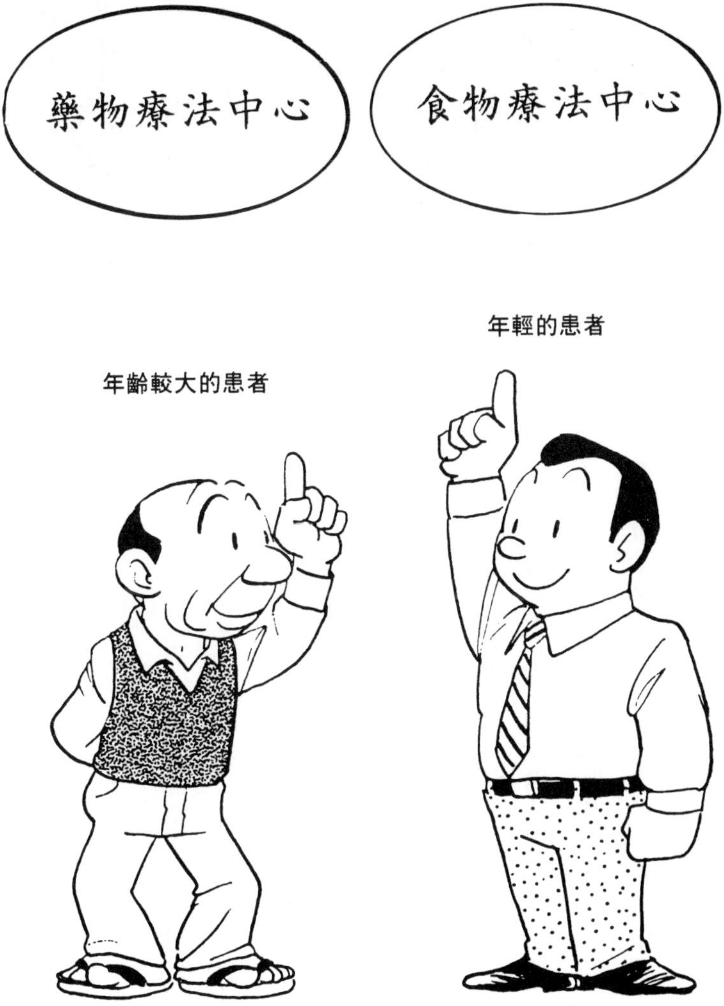

食物療法③

掌握食物療法的重點

在前一章筆者曾對食物治療提出論點。其實，那只不過是能否持續實行的原則而已。在治療上，並不需要對食物的內容過於神經質。若是太強求自己，那麼讓只有一次的人生過得太無趣的話，反倒划不來。

雖是這麼說，假設不知不覺中攝取了含多量異嘌呤醇仍然會影響血清尿酸值，這也是理所當然的事情。

在此，我們要提供給各位一些有關飲食方面的知識：

①避免經常攝取含多量異嘌呤醇的食物（參照一五四、一五五頁）。

②食物中所含的異嘌呤醇，經煮過後，會從食物本身移轉至湯汁裡去。例如，經過烤或煮的肉所含的異嘌呤醇比原本未經烹煮的肉所含的異嘌呤醇要少得很多。

③在②裡說過的，同樣也可以用在豆腐上。豆腐本身含有一定的異嘌呤醇，如果作成豆腐湯，豆腐本身所含的異嘌呤醇的量也會減少。

④雖然選擇含異嘌呤醇較少的食物，但若暴飲暴食、攝取太多的肉汁，這就沒有什麼意思了。而且暴飲暴食是造成肥胖的主因，而肥胖的結果則會造成血清尿酸值的上升。

⑤注重飲食的平衡及減低熱量的攝取。亦即，健康性的節食。但是真要節食，可得具有一定的知識才可。左列本社出版的幾本相關書籍可供各位讀者參考。

最值得信賴的節食法，是糖尿病的食療法。這並非只能治療糖尿病而已。它指導您如何攝取熱量。

①痛風者的飲食……………………………二八〇元
②痛風四季飲食……………………………二〇〇元
③尿酸值健康診療…………………………二〇〇元
④高血糖健康診療…………………………二〇〇元
⑤奇蹟的斷食療法…………………………一三〇元
⑥成人病有效的飲食………………………二三〇元

■每種食品所含的異嘌呤醇的量都不同，以下的表是每一〇〇g中含異嘌呤醇的量

「低異嘌呤醇食品」雖然含量較少，但攝取過量也是不好的。

分類	低異嘌呤醇食品
每100g中的含量	0～25mg〔A〕
食品種類	食品名
穀類	飯、麵、義大利麵、小麥粉、酵母、澱粉
芋類	馬鈴薯、甘薯、片栗粉
牛奶及加工品	牛奶、起司、脫脂奶、乳酪
蛋	雞蛋、鵪鶉蛋
魚肉	魚肉香腸、油炸魚丸、魚板、烤魚
畜肉	維也納香腸
蔬菜	萵苣、小黃瓜、紅蘿蔔、茄子、白菜、番茄、燕菁
水果	季節水果、罐裝水果、果醬、果汁、果凍
油脂	沙拉油、牛油、菜種油
海草	海帶、昆布、裙帶菜
豆類	豆腐、豆乳、綠豆、蠶豆
調味料	醋、鹽、醬油、砂糖、蜂蜜
嗜好品	咖啡、可可亞、巧克力、茶
其他	肝油、木耳、明膠

高異嘌呤醇食品					中等度異嘌呤醇食品			輕異嘌呤醇食品									
126～500mg〔F〕			101～125mg〔E〕		76～100mg〔D〕			51～75mg〔C〕					26～50mg〔B〕				
蔬菜	畜肉類	魚類	畜肉類	魚類	豆類	畜肉類	魚類	蔬菜	豆類	畜肉類	魚類	穀類	蔬菜	豆類	畜肉類	魚類	穀類
香菇	雞肝	松魚干	豬肝、牛肝、肉湯	大正蝦	大豆	豬腎、牛腎、牛心	松魚、鱈魚、小魚	蘆荀、木耳	四季豆、納豆	豬里肌肉、大腿肉、雞腿、雞皮、雞肝	鮪魚	燕麥粥	菠菜、花椰菜	紅豆	豬舌、牛腿肉、牛舌、去骨火腿、燻製香腸	鰻魚、鯉魚、魚類罐頭	蕎麥粉

肥胖和痛風間的密切關係

在前一節的最後我們提到節食的話題，但是若我們提到「節食」的話，第一個反應就是「肥胖」。那麼，肥胖和痛風之間究竟有何關係呢？胖容易得到痛風是不爭的事實。肥胖的痛風患者剛開始進行節食時，尿酸值幾乎都會下降。但是，極端節食之後，尿酸值卻會上升。也就是說，尿酸值一度下降的人，一旦又胖起來尿酸值就會再度上升。

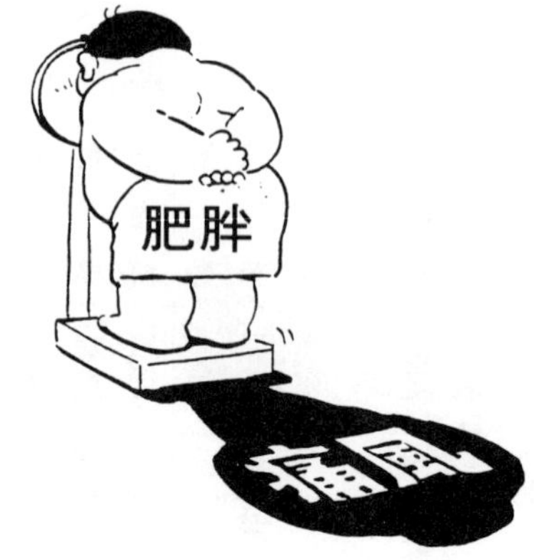

■肥胖和痛風有密切的關係

經過上述的說明，相信可以大約了解到肥胖和尿酸值的關係，但是若要詳細說明其間的關係，必須考量到種種因素，而現在，仍有些無法解釋的原因存在。在很多場合，正確的節食的確可以解決肥胖的問題而給痛風帶來良好的影響，所以肥胖的病人還是要努力的節食。

運動是必要的，而且要特別注意這一點

對痛風患者而言，運動是必要的。因為運動之後可以促進全身血液循環並加速新陳代謝。但有一點要注意的就是避免劇烈的運動。為什麼呢？在六十二及七十七頁曾經提過，運動，特別是指劇烈的運動容易引起痛風的發作。因為劇烈之後會導致筋肉產生尿酸，而使血液中的尿酸量增加。

除了避免劇烈運動之外，還有一點也是需要特別去注意的。最基本的就是事先對藥物療法及一般療法有相當程度的了解才能使血清尿酸值正常外，另一方面也要慢慢的做一些運動。另外，因運動造成的流汗過多及脫水現象也是必須要避免的。因為若產生脫水情形，會使血液濃縮，而尿酸也容易產生結晶，使腎臟的過濾機能受損。換句話說，在運動之前一定要先補足水分。

而且，即使您開始運動，也不要忘了仍要定時服藥。

總而言之，痛風患者一方面要接受正確的治療，同時最好也選擇一些對痛風病患來說是較輕鬆且有樂趣的運動，如此雙管其下，定能更有利於痛風的治療。

對治療痛風有益的運動

■適合痛風患者的運動

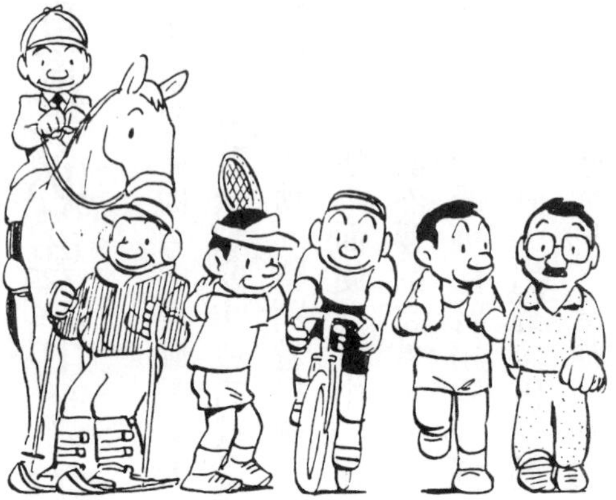

在前一項曾說痛風會因不當的運動而導致發作，在這一節中，我們將為您介紹一些對痛風病患有益的運動。

①**有氧運動**（可使體內新鮮的氧氣不斷供輸的運動）。

②**不是只有身體某部分運動的動作。**

③**水分補給十分充足的運動。**

接下來，我們為各位介紹一些較具體的項目。

慢跑、自行車、散步、網球、划雪、游泳、社交舞、騎馬等等。

節制喝酒的程度

就酒而言，原則上痛風病人並沒有禁酒的必要。對人而言，能夠消解壓力，且為人生帶來樂趣，所以，也不必將酒當作是不好的東西。雖是這麼說，但對痛風而言，酒精絕不會是個好的東西。我們可以用以下幾個理由來分析。

①酒精本身含有尿酸。

②酒精會促進肝臟製造異嘌呤醇。

③酒精在體內分解後所產生的乙醛會妨礙尿酸的排泄。

④由於酒精的利尿作用，會使人體容易脫水。

⑤酒精會促進食慾，而引起暴飲暴食，也是造成肥胖的原因之一。

就以上幾點，我們大略可知道酒精對人體負面的影響，所以，要特別節制喝酒，只要適量，就不致有害。

■適當的酒精攝取量

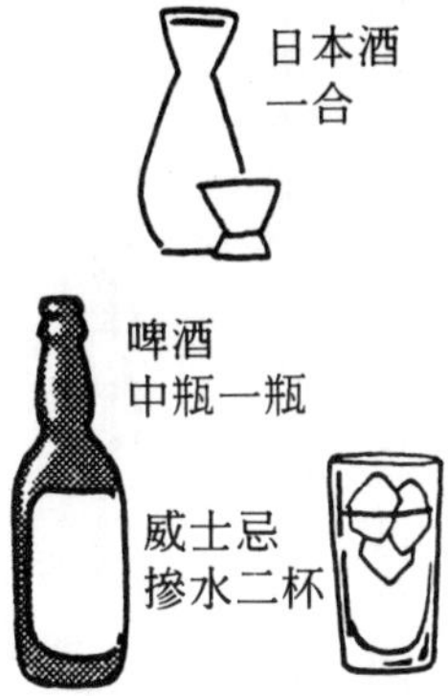

拒絕飲酒的十二項方法

要想控制喝酒的量不是很難，只不過，有時候因交際應酬的需要不覺中就容易喝過量了。所以就介紹一些如何婉拒別人邀飲及控制酒量的方法。

①直接拒絕（以不喝酒為由）。

②要開車。

③找一些常會替您擋酒的朋友。

④想一些較高明的理由。例如：我喝酒會過敏。

⑤儘量不要太活躍，也不要待太久。

⑥先決定要去的地方，並事前囑咐店裡的人準備一些東西。例如：把烏龍茶事前裝入酒瓶內。

⑦在未喝酒前就事先說明自己比較喜歡喝可樂或其他非酒精性的飲料。

⑧將「啤酒配燒肉」的觀念捨去。

⑨保持酒杯內的酒全滿（一般來說，不會有人再將酒倒進去）。

⑩如果不好拒絕的時候，乾脆反過來敬別人。

⑪對那些較難纏的人可以偷偷塞給他一張上面寫著不喝酒原因的名片。

⑫如果別人強迫時，也可以告訴他因為有痛風所以不能喝酒的理由。

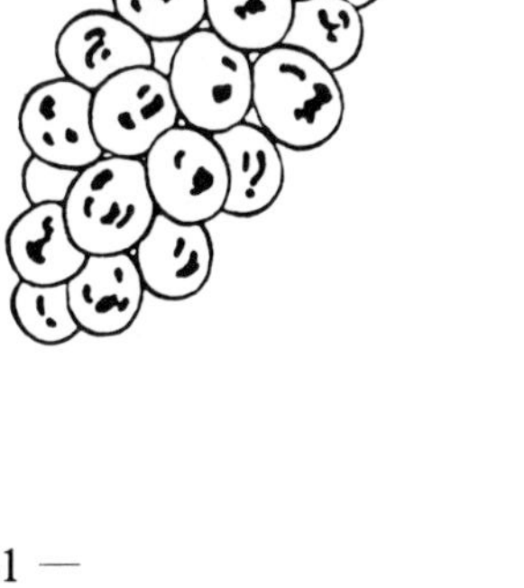

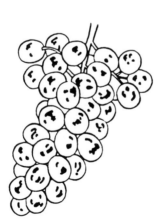

第八章　容易和痛風搞混的病

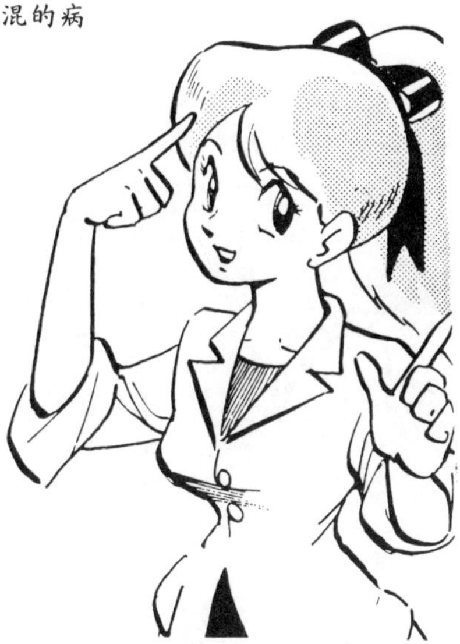

在前面我們對痛風這種病已經做了不少說明。這種病最大的特徵就是當它發作時所產生的痛楚。另外，在其他的毛病上也有類似這種痛楚。所以要想正確的治療痛風就必須要對一些容易和痛風搞混的毛病也要有所了解。所以請各位一面研究，也一面復習有關痛風的常識。

慢性關節風濕和痛風的不同

在以前將關節部分產生的痛稱風濕痛，而現在我們知道痛風的原因是高尿酸血症，所以將痛風和慢性關節風濕痛分開處理。以下介紹幾點區別的方法：

①慢性關節風濕痛的患者以女性居多，而男性患痛風的比例則較女性來得多。

②慢性關節風濕痛發作時可能會好幾個關節同時發作，而痛風則是集中於一處。

③慢性關節風濕痛的痛楚是經由慢慢累積起來的，而痛風發作時的痛楚則是突然而來的。

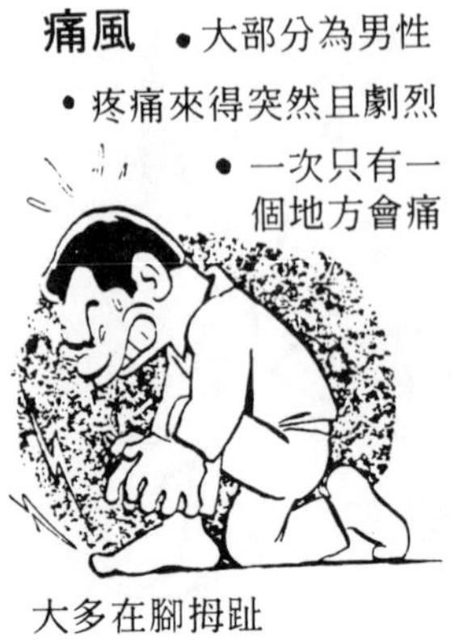
痛風
•大部分為男性
•疼痛來得突然且劇烈
•一次只有一個地方會痛
大多在腳拇趾

④剛開始發生關節性風濕痛的部位主要是手腕及腳關節。而痛風發生的主要部位是足部關節。

⑤就血液調查而言，八十%的慢性關節風濕患者，他們的風濕因子呈陽性反應。而痛風患者則是因尿酸值過高而引起的。其他部分可以參照一七二

■痛風和慢性關節風濕的區分

慢性關節風濕

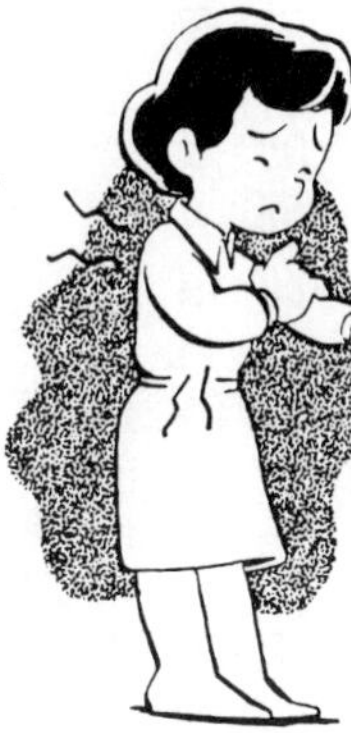
女性較多
同時會有好幾個關節疼痛
最初發生部位在上肢
長期而逐漸加痛

～一七三頁。但是，有些例外的情形。

①「若有幾個關節同時發作就不是痛風」。

錯誤：痛風有時候也有幾個關節一起發作的情形。

②「若腳拇趾的關節不會痛就不是痛風」。

錯誤：痛風的發作並不僅足部而已。

③「血清尿酸值沒有升高就不是痛風」。

錯誤：即使尿酸值沒有很高，也可能因其他原因引起痛風發作。

④「風濕因子若不是陽性反應就不是慢性關節風濕」。

錯誤：也有風濕因子是陰性反應的關節風濕。

（**註**）痛風患者有五～十%的風濕因子呈陽性；而慢性關節風濕患者中有五%的人尿酸值也會過高。

變形性關節症和痛風的不同

變形性關節症是中年以後容易得的病。它是因為體重過重、職業或運動，使得某一部分關節長年累月承受負荷而造成的。但是有些原因是無法解釋的。

容易發生這種病的部位有腰椎、膝及臀部等處。這些關節直接承受了體重，而不斷地動作，於是關節中的軟骨部分受到了損害而無法再正常的動作。

它和痛風區別的重點有下列幾項：

①它發作時並不像痛風發作時那麼嚴重。

②變形性關節症發作時，若安靜下來好好休息可以減低很多痛楚，但痛風就不行了。

③變形性關節症在發作前有許多徵狀可以讓患者察覺，而痛風發作時通常是突如其來讓人手足無措。

④用X光可以看到變形性關節炎骨頭變形的部分，而痛風則要在關節液中才可看到尿酸結晶。

但是也有一些容易誤解的地方。

①「如果是膝蓋痛，就不是痛風」。

錯誤：痛風發作的部分也有可能在膝蓋。

②「若用X光看不到變形的部分就是痛風」。

錯誤：變形性關節症在初期時並看不出骨頭有變形的現象。

■因變形性關節症使得關節造成異常

正常的關節

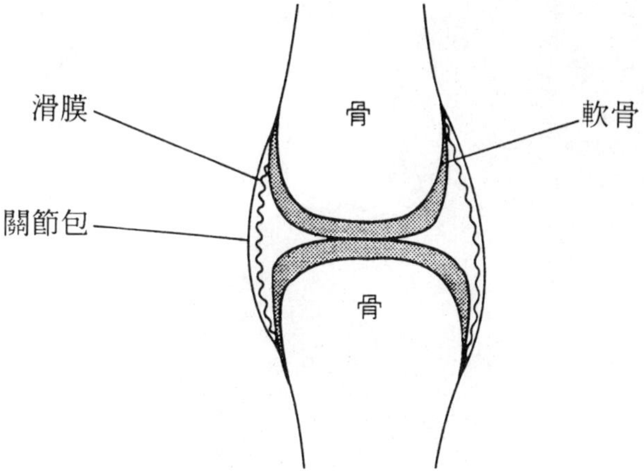

變形性關節症造成的關節

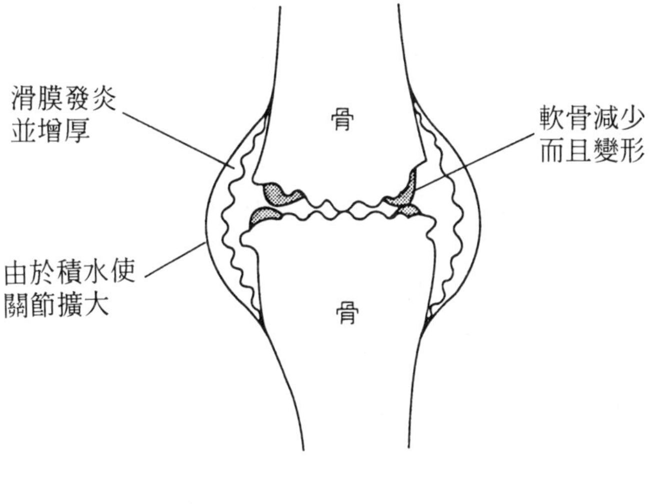

假痛風和痛風的不同

■要判別痛風或假痛風可由關節液中的結晶來判斷

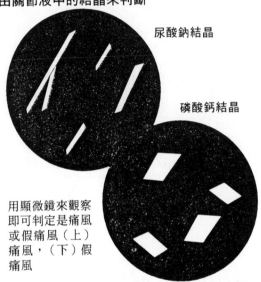

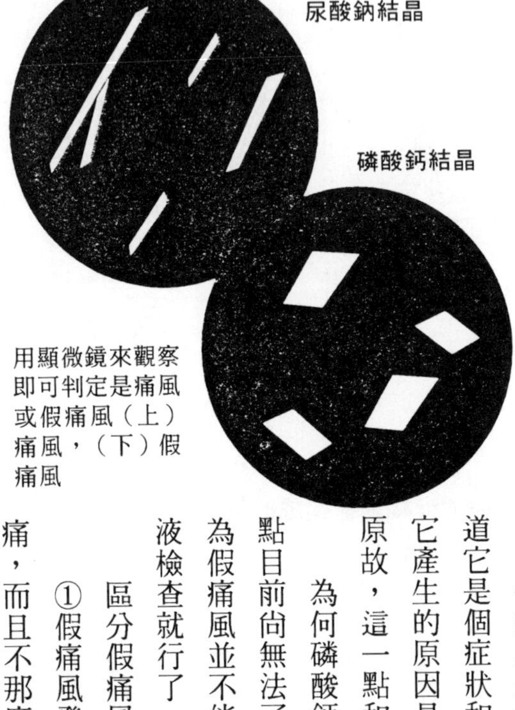

用顯微鏡來觀察即可判定是痛風或假痛風（上）痛風，（下）假痛風

假痛風這種病從它的名字就可知道它是個症狀和痛風相當類似的病。它產生的原因是由於磷酸鈣結晶化的原故，這一點和痛風是不一樣的。

為何磷酸鈣會產生結晶呢？這一點目前尚無法了解。所以要斷定是否為假痛風並不能像檢查痛風般利用血液檢查就行了。

區分假痛風和痛風的重點如下：

①假痛風發作時並不似痛風那樣痛，而且不那麼顯著。

■假痛風的特徵是在軟骨有石灰質

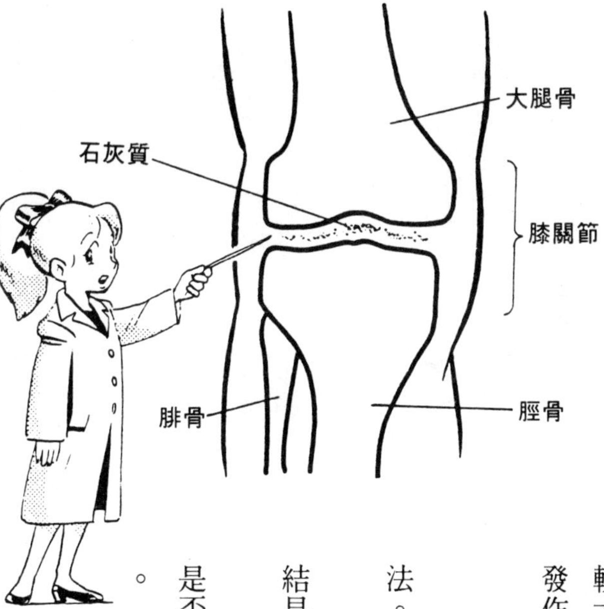

②假痛風發作的部位，通常是在較大的關節像膝蓋及腳部，而痛風的發作部位大部分是在腳拇趾。

③假痛風通常發生在女性身上。

診斷假痛風的方法有下列二個方法。

①確認關節液中是否有磷酸鈣的結晶。

②用X光檢查在關節的軟骨部分是否有磷酸鈣結晶附著而產生石灰化。

外反拇趾和痛風的區別

外反拇趾，是因為長期穿著高跟鞋那樣前端窄小的原因所造成的毛病。使得拇趾的部分像上圖一樣彎曲。通常醫學上將這種病視為因鞋子壓迫而產生的粘液包炎。其實有不少人都有這種現象。只要不痛的話，通常都不是什麼大問題。

但是，這外反拇趾有時也會產生和痛風相同的痛楚。由於二者都是發生於腳拇趾。所以常會將外反拇趾和痛風搞錯。而且外反拇趾也會和痛風一樣在患部會產生紅腫。

外反拇趾幾乎都在女性身上，而痛風則發生在男性身上的比例很大，所以首先可依性別來判定。

■外反拇趾的樣子

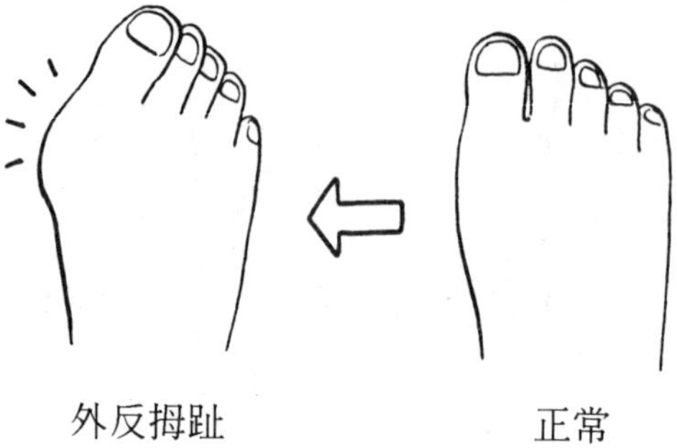

另外，外反拇趾在行走時才會痛，而痛風發作時即使不動也會痛。再一點，利用血清尿酸值也可判別。

■外反拇趾多發生在女性身上，而且一走路就會痛

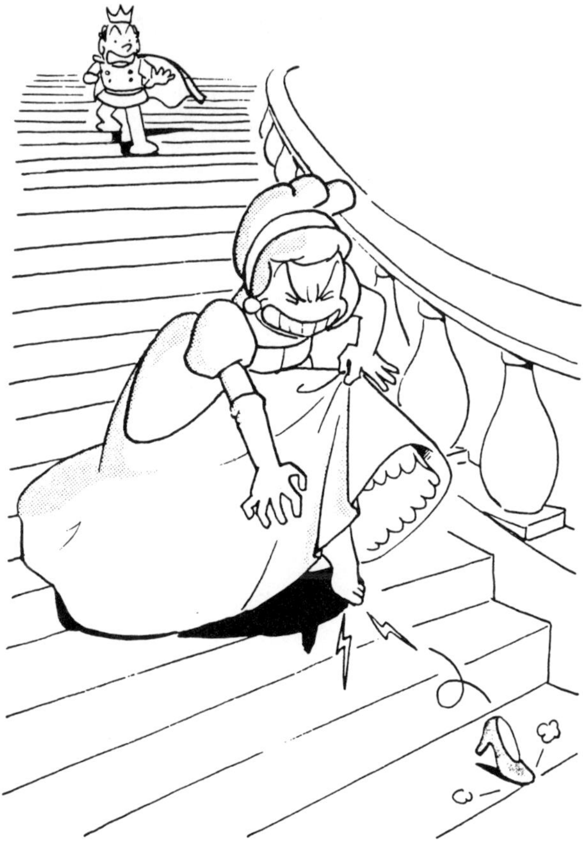

變形性關節症	外反拇趾	假痛風
40歲以上	任何年齡都有可能	60歲以上
男：女=1：1	男女都可能，但常穿高跟鞋的女性容易患病	女性（男：女=1：3）
不一定	不一定	不一定
腰椎、脊椎、膝蓋、臀部	腳拇趾關節	膝蓋、手、腳關節、臀部、手肘
運動或搬運重物後承受重量的關節會疼痛	長時間走路會產生疼痛	類似關節炎
疼痛會持續	多休息不走路就可減少疼痛	疼痛會持續一個月以上而且會引起慢性發炎
	腳拇趾關節會向外突起，腳拇趾向內	紅腫
有		

■區別痛風及其他類似病症的方法

	痛　　風	慢性關節風濕
易發生年齡	中年（40～50歲）	20～40歲
男性、女性那一種性別容易發生	男性 (男：女=20～25：1)	女性 （男：女＝1：3）
容易發生的體型	肥胖型	較瘦的人
產生疼痛的部位	腳拇趾、手指關節、膝蓋	手指、手、手肘、膝、肩、腳關節
初次發作的特徵	突然發作、幾小時內疼痛達到頂點5～7日後消失	早晨起床後關節有些不舒服，而後慢慢加重疼痛
疼痛持續的情形	2～3週或數個月發作一次	疼痛慢慢嚴重而且會持續數週以上
疼痛部分的模樣	發紅，但比較少發腫	發腫但通常較少發紅
關節是否變形	普通來說沒有	比較早期開始

附錄1　不讓痛風治療中斷的方法

・和家人一同協力幫助治療

因為痛風的治療需要不斷地接受診治，如何堅持下去而不中斷，對患者來說也不是件簡單的事。痛風發作時有極大的痛楚，尿酸值要降低下來又要能做很多的工作，於是在患者之中有許多人經常忘了吃藥及到醫院去。可見有耐心去治療痛風也不簡單。

當然，首先患者要了解這是自己的問題。但為了不陷入剛才所說的情況，也要依靠家人的幫助。就患者的家人而言，他們應對痛風是何種毛病，如何治療有初步的認識。

■治療痛風上，家人的鼓勵和支持也是很重要的

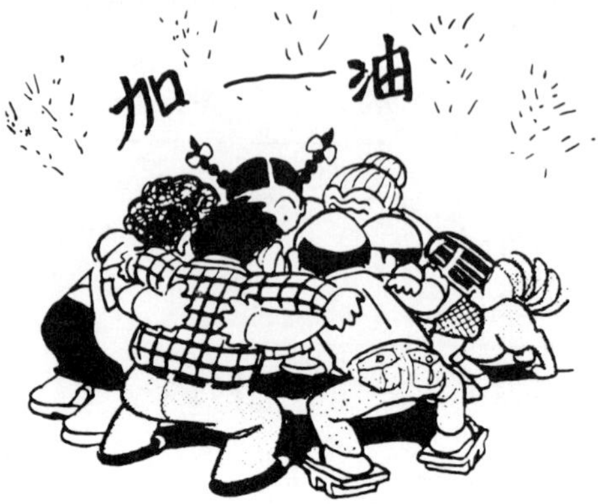

像這樣，患者本身和家人一起協力的話，就不會忘記服藥及到醫院。由於有家人的支持，治療也就不會中途而廢了。

•參加一些集會並讓自己有信心接受治療

除了家人的幫助外，經常和一些痛風病患的人互相溝通來往也是對治療有所幫助的。但是，在各位讀者中可能會有些人對「痛風團體」有種想法，例如，「這只是患者做為互相安慰的地方而已」、「其他人知道自己受痛風之苦嗎？」但是參加「痛風團體」是讓患者們確認自己本身的價值。我們列舉一些所謂的價值。

①您可以透過演講及會刊得到正確的知識。

②會員之間不但可以互相溝通，而且可以相互指引到專門的醫師處接受診治。使患者對自己本身的病有信心去治癒。

③如果經治療後有好轉的情況，經由每月送達的會刊可以了解自己是否仍為痛風患者。

附錄2　治療痛風有效的七種工具

在治療痛風上有七個相當有效的工具。如果能事前準備的話，相信對尿酸的控制將會更容易。

①**測定尿液PH值的試紙**　參照一四七頁。

②**優林P**　可以簡單測出一日分的尿液量的工具。參照一三四頁。

③**裝藥的容器**　它有很多的種類和形狀。主要分家庭用和攜帶用二種。

④**警示器**　這是為了能準時吃藥而準備的工具。其實用鬧鐘也是可以的，只是這裡所介紹的不只是有聲音而已，而且還會振動，是屬於攜帶性的種類。

⑤**尿酸值的統計圖**　可用市售的方格紙來製作。可以對藥效一目了然。

⑥**體重計**　為了不使體重過於肥胖而準備。

⑦**步數器**　鼓勵患者做一些較輕鬆的運動。一天一萬步為目標做做看吧。

大展出版社有限公司
品冠文化出版社

圖書目錄

地址：台北市北投區（石牌）
致遠一路二段 12 巷 1 號
郵撥：01669551＜大展＞
19346241＜品冠＞

電話：(02) 28236031
28236033
28233123
傳真：(02) 28272069

・熱門新知・品冠編號 67

1.	圖解基因與 DNA		中原英臣主編	230 元
2.	圖解人體的神奇	（精）	米山公啟主編	230 元
3.	圖解腦與心的構造	（精）	永田和哉主編	230 元
4.	圖解科學的神奇	（精）	鳥海光弘主編	230 元
5.	圖解數學的神奇	（精）	柳 谷 晃著	250 元
6.	圖解基因操作	（精）	海老原充主編	230 元
7.	圖解後基因組	（精）	才園哲人著	230 元
8.	圖解再生醫療的構造與未來		才園哲人著	230 元
9.	圖解保護身體的免疫構造		才園哲人著	230 元
10.	90 分鐘了解尖端技術的結構		志村幸雄著	280 元
11.	人體解剖學歌訣		張元生主編	200 元

・名人選輯・品冠編號 671

1.	佛洛伊德	傅陽主編	200 元
2.	莎士比亞	傅陽主編	200 元
3.	蘇格拉底	傅陽主編	200 元
4.	盧梭	傅陽主編	200 元
5.	歌德	傅陽主編	200 元
6.	培根	傅陽主編	200 元
7.	但丁	傅陽主編	200 元
8.	西蒙波娃	傅陽主編	200 元

・圍棋輕鬆學・品冠編號 68

1.	圍棋六日通	李曉佳編著	160 元
2.	布局的對策	吳玉林等編著	250 元
3.	定石的運用	吳玉林等編著	280 元
4.	死活的要點	吳玉林等編著	250 元
5.	中盤的妙手	吳玉林等編著	300 元
6.	收官的技巧	吳玉林等編著	250 元
7.	中國名手名局賞析	沙舟編著	300 元
8.	日韓名手名局賞析	沙舟編著	330 元

・象棋輕鬆學・品冠編號 69

1.	象棋開局精要	方長勤審校	280 元
2.	象棋中局薈萃	言穆江著	280 元
3.	象棋殘局精粹	黃大昌著	280 元
4.	象棋精巧短局	石鏞、石煉編著	280 元

・生活廣場・品冠編號 61

1.	366 天誕生星	李芳黛譯	280 元
2.	366 天誕生花與誕生石	李芳黛譯	280 元
3.	科學命相	淺野八郎著	220 元
4.	已知的他界科學	陳蒼杰譯	220 元
5.	開拓未來的他界科學	陳蒼杰譯	220 元
6.	世紀末變態心理犯罪檔案	沈永嘉譯	240 元
7.	366 天開運年鑑	林廷宇編著	230 元
8.	色彩學與你	野村順一著	230 元
9.	科學手相	淺野八郎著	230 元
10.	你也能成為戀愛高手	柯富陽編著	220 元
12.	動物測驗—人性現形	淺野八郎著	200 元
13.	愛情、幸福完全自測	淺野八郎著	200 元
14.	輕鬆攻佔女性	趙奕世編著	230 元
15.	解讀命運密碼	郭宗德著	200 元
16.	由客家了解亞洲	高木桂藏著	220 元

・血型系列・品冠編號 611

1.	A 血型與十二生肖	萬年青主編	180 元
2.	B 血型與十二生肖	萬年青主編	180 元
3.	O 血型與十二生肖	萬年青主編	180 元
4.	AB 血型與十二生肖	萬年青主編	180 元
5.	血型與十二星座	許淑瑛編著	230 元

・女醫師系列・品冠編號 62

1.	子宮內膜症	國府田清子著	200 元
2.	子宮肌瘤	黑島淳子著	200 元
3.	上班女性的壓力症候群	池下育子著	200 元
4.	漏尿、尿失禁	中田真木著	200 元
5.	高齡生產	大鷹美子著	200 元
6.	子宮癌	上坊敏子著	200 元
7.	避孕	早乙女智子著	200 元
8.	不孕症	中村春根著	200 元
9.	生理痛與生理不順	堀口雅子著	200 元

10. 更年期 野末悅子著 200 元

・傳統民俗療法・品冠編號 63

1. 神奇刀療法 潘文雄著 200 元
2. 神奇拍打療法 安在峰著 200 元
3. 神奇拔罐療法 安在峰著 200 元
4. 神奇艾灸療法 安在峰著 200 元
5. 神奇貼敷療法 安在峰著 200 元
6. 神奇薰洗療法 安在峰著 200 元
7. 神奇耳穴療法 安在峰著 200 元
8. 神奇指針療法 安在峰著 200 元
9. 神奇藥酒療法 安在峰著 200 元
10. 神奇藥茶療法 安在峰著 200 元
11. 神奇推拿療法 張貴荷著 200 元
12. 神奇止痛療法 漆 浩 著 200 元
13. 神奇天然藥食物療法 李琳編著 200 元
14. 神奇新穴療法 吳德華編著 200 元
15. 神奇小針刀療法 韋丹主編 200 元
16. 神奇刮痧療法 童佼寅主編 200 元
17. 神奇氣功療法 陳坤編著 200 元

・常見病藥膳調養叢書・品冠編號 631

1. 脂肪肝四季飲食 蕭守貴著 200 元
2. 高血壓四季飲食 秦玖剛著 200 元
3. 慢性腎炎四季飲食 魏從強著 200 元
4. 高脂血症四季飲食 薛輝著 200 元
5. 慢性胃炎四季飲食 馬秉祥著 200 元
6. 糖尿病四季飲食 王耀獻著 200 元
7. 癌症四季飲食 李忠著 200 元
8. 痛風四季飲食 魯焰主編 200 元
9. 肝炎四季飲食 王虹等著 200 元
10. 肥胖症四季飲食 李偉等著 200 元
11. 膽囊炎、膽石症四季飲食 謝春娥著 200 元

・彩色圖解保健・品冠編號 64

1. 瘦身 主婦之友社 300 元
2. 腰痛 主婦之友社 300 元
3. 肩膀痠痛 主婦之友社 300 元
4. 腰、膝、腳的疼痛 主婦之友社 300 元
5. 壓力、精神疲勞 主婦之友社 300 元
6. 眼睛疲勞、視力減退 主婦之友社 300 元

・休閒保健叢書・品冠編號 641

1.	瘦身保健按摩術	聞慶漢主編	200 元
2.	顏面美容保健按摩術	聞慶漢主編	200 元
3.	足部保健按摩術	聞慶漢主編	200 元
4.	養生保健按摩術	聞慶漢主編	280 元
5.	頭部穴道保健術	柯富陽主編	180 元
6.	健身醫療運動處方	鄭寶田主編	230 元
7.	實用美容美體點穴術＋VCD	李芬莉主編	350 元

・心 想 事 成・品冠編號 65

1.	魔法愛情點心	結城莫拉著	120 元
2.	可愛手工飾品	結城莫拉著	120 元
3.	可愛打扮 & 髮型	結城莫拉著	120 元
4.	撲克牌算命	結城莫拉著	120 元

・健康新視野・品冠編號 651

1.	怎樣讓孩子遠離意外傷害	高溥超等主編	230 元
2.	使孩子聰明的鹼性食品	高溥超等主編	230 元
3.	食物中的降糖藥	高溥超等主編	230 元

・少 年 偵 探・品冠編號 66

1.	怪盜二十面相	（精）	江戶川亂步著	特價 189 元
2.	少年偵探團	（精）	江戶川亂步著	特價 189 元
3.	妖怪博士	（精）	江戶川亂步著	特價 189 元
4.	大金塊	（精）	江戶川亂步著	特價 230 元
5.	青銅魔人	（精）	江戶川亂步著	特價 230 元
6.	地底魔術王	（精）	江戶川亂步著	特價 230 元
7.	透明怪人	（精）	江戶川亂步著	特價 230 元
8.	怪人四十面相	（精）	江戶川亂步著	特價 230 元
9.	宇宙怪人	（精）	江戶川亂步著	特價 230 元
10.	恐怖的鐵塔王國	（精）	江戶川亂步著	特價 230 元
11.	灰色巨人	（精）	江戶川亂步著	特價 230 元
12.	海底魔術師	（精）	江戶川亂步著	特價 230 元
13.	黃金豹	（精）	江戶川亂步著	特價 230 元
14.	魔法博士	（精）	江戶川亂步著	特價 230 元
15.	馬戲怪人	（精）	江戶川亂步著	特價 230 元
16.	魔人銅鑼	（精）	江戶川亂步著	特價 230 元
17.	魔法人偶	（精）	江戶川亂步著	特價 230 元
18.	奇面城的秘密	（精）	江戶川亂步著	特價 230 元
19.	夜光人	（精）	江戶川亂步著	特價 230 元

20. 塔上的魔術師	（精）	江戶川亂步著	特價 230 元
21. 鐵人Q	（精）	江戶川亂步著	特價 230 元
22. 假面恐怖王	（精）	江戶川亂步著	特價 230 元
23. 電人M	（精）	江戶川亂步著	特價 230 元
24. 二十面相的詛咒	（精）	江戶川亂步著	特價 230 元
25. 飛天二十面相	（精）	江戶川亂步著	特價 230 元
26. 黃金怪獸	（精）	江戶川亂步著	特價 230 元

・武 術 特 輯・大展編號 10

1. 陳式太極拳入門	馮志強編著	180 元
2. 武式太極拳	郝少如編著	200 元
3. 中國跆拳道實戰 100 例	岳維傳著	220 元
4. 教門長拳	蕭京凌編著	150 元
5. 跆拳道	蕭京凌編譯	180 元
6. 正傳合氣道	程曉鈴譯	200 元
7. 實用雙節棍	吳志勇編著	200 元
8. 格鬥空手道	鄭旭旭編著	200 元
9. 實用跆拳道	陳國榮編著	200 元
10. 武術初學指南	李文英、解守德編著	250 元
11. 泰國拳	陳國榮著	180 元
12. 中國式摔跤	黃　斌編著	180 元
13. 太極劍入門	李德印編著	180 元
14. 太極拳運動	運動司編	250 元
15. 太極拳譜	清・王宗岳等著	280 元
16. 散手初學	冷　峰編著	200 元
17. 南拳	朱瑞琪編著	180 元
18. 吳式太極劍	王培生著	200 元
19. 太極拳健身與技擊	王培生著	250 元
20. 秘傳武當八卦掌	狄兆龍著	250 元
21. 太極拳論譚	沈　壽著	250 元
22. 陳式太極拳技擊法	馬　虹著	250 元
23. 二十四式／三十二式 太極 拳／劍	闞桂香著	180 元
24. 楊式秘傳 129 式太極長拳	張楚全著	280 元
25. 楊式太極拳架詳解	林炳堯著	280 元
26. 華佗五禽劍	劉時榮著	180 元
27. 太極拳基礎講座：基本功與簡化 24 式	李德印著	250 元
28. 武式太極拳精華	薛乃印著	200 元
29. 陳式太極拳拳理闡微	馬　虹著	350 元
30. 陳式太極拳體用全書	馬　虹著	400 元
31. 張三豐太極拳	陳占奎著	200 元
32. 中國太極推手	張　山主編	300 元
33. 48 式太極拳入門	門惠豐編著	220 元
34. 太極拳奇人奇功	嚴翰秀編著	250 元

35. 心意門秘籍	李新民編著	220 元
36. 三才門乾坤戊己功	王培生編著	220 元
37. 武式太極劍精華＋VCD	薛乃印編著	350 元
38. 楊式太極拳	傅鐘文演述	200 元
39. 陳式太極拳、劍 36 式	闞桂香編著	250 元
40. 正宗武式太極拳	薛乃印著	220 元
41. 杜元化＜太極拳正宗＞考析	王海洲等著	300 元
42. ＜珍貴版＞陳式太極拳	沈家楨著	280 元
43. 24 式太極拳＋VCD	中國國家體育總局著	350 元
44. 太極推手絕技	安在峰編著	250 元
45. 孫祿堂武學錄	孫祿堂著	300 元
46. ＜珍貴本＞陳式太極拳精選	馮志強著	280 元
47. 武當趙堡太極拳小架	鄭悟清傳授	250 元
48. 太極拳習練知識問答	邱丕相主編	220 元
49. 八法拳 八法槍	武世俊著	220 元
50. 地趟拳＋VCD	張憲政著	350 元
51. 四十八式太極拳＋DVD	楊 靜演示	400 元
52. 三十二式太極劍＋VCD	楊 靜演示	300 元
53. 隨曲就伸 中國太極拳名家對話錄	余功保著	300 元
54. 陳式太極拳五功八法十三勢	闞桂香著	200 元
55. 六合螳螂拳	劉敬儒等著	280 元
56. 古本新探華佗五禽戲	劉時榮編著	180 元
57. 陳式太極拳養生功＋VCD	陳正雷著	350 元
58. 中國循經太極拳二十四式教程	李兆生著	300 元
59. ＜珍貴本＞太極拳研究	唐豪・顧留馨著	250 元
60. 武當三豐太極拳	劉嗣傳著	300 元
61. 楊式太極拳體用圖解	崔仲三編著	400 元
62. 太極十三刀	張耀忠編著	230 元
63. 和式太極拳譜＋VCD	和有祿編著	450 元
64. 太極內功養生術	關永年著	300 元
65. 養生太極推手	黃康輝編著	280 元
66. 太極推手祕傳	安在峰編著	300 元
67. 楊少侯太極拳用架真詮	李璉編著	280 元
68. 細說陰陽相濟的太極拳	林冠澄著	350 元
69. 太極內功解祕	祝大彤編著	280 元
70. 簡易太極拳健身功	王建華著	180 元
71. 楊氏太極拳真傳	趙斌等著	380 元
72. 李子鳴傳梁式直趟八卦六十四散手掌	張全亮編著	200 元
73. 炮捶 陳式太極拳第二路	顧留馨著	330 元
74. 太極推手技擊傳真	王鳳鳴編著	300 元
75. 傳統五十八式太極劍	張楚全編著	200 元
76. 新編太極拳對練	曾乃梁編著	280 元
77. 意拳拳學	王薌齋創始	280 元
78. 心意拳練功竅要	馬琳璋著	300 元

79. 形意拳搏擊的理與法	買正虎編著	300 元
80. 拳道功法學	李玉柱編著	300 元
81. 精編陳式太極拳拳劍刀	武世俊編著	300 元
82. 現代散打	梁亞東編著	200 元
83. 形意拳械精解（上）	邸國勇編著	480 元
84. 形意拳械精解（下）	邸國勇編著	480 元
85. 楊式太極拳詮釋【理論篇】	王志遠編著	200 元
86. 楊式太極拳詮釋【練習篇】	王志遠編著	280 元
87. 中國當代太極拳精論集	余功保主編	500 元
88. 八極拳運動全書	安在峰編著	480 元
89. 陳氏太極長拳 108 式＋VCD	王振華著	350 元
90. 太極拳練架真詮	李璉著	280 元
91. 走進太極拳 太極拳初段位訓練與教學法	曾乃梁編著	300 元
92. 中國功夫操	莊昔聰編著	280 元
93. 太極心語	陳太平著	280 元
94. 楊式太極拳學練釋疑	奚桂忠著	250 元
95. 自然太極拳<81 式>	祝大彤編著	330 元
96. 陳式太極拳精義	張茂珍編著	380 元
97. 盈虛有象 中國太極拳名家對話錄	余功保編著	600 元

・彩色圖解太極武術・大展編號 102

1. 太極功夫扇	李德印編著	220 元
2. 武當太極劍	李德印編著	220 元
3. 楊式太極劍	李德印編著	220 元
4. 楊式太極刀	王志遠著	220 元
5. 二十四式太極拳(楊式)＋VCD	李德印編著	350 元
6. 三十二式太極劍(楊式)＋VCD	李德印編著	350 元
7. 四十二式太極劍＋VCD	李德印編著	350 元
8. 四十二式太極拳＋VCD	李德印編著	350 元
9. 16 式太極拳 18 式太極劍＋VCD	崔仲三著	350 元
10. 楊氏 28 式太極拳＋VCD	趙幼斌著	350 元
11. 楊式太極拳 40 式＋VCD	宗維潔編著	350 元
12. 陳式太極拳 56 式＋VCD	黃康輝等著	350 元
13. 吳式太極拳 45 式＋VCD	宗維潔編著	350 元
14. 精簡陳式太極拳 8 式、16 式	黃康輝編著	220 元
15. 精簡吳式太極拳<36 式拳架・推手>	柳恩久主編	220 元
16. 夕陽美功夫扇	李德印著	220 元
17. 綜合 48 式太極拳＋VCD	竺玉明編著	350 元
18. 32 式太極拳（四段）	宗維潔演示	220 元
19. 楊氏 37 式太極拳＋VCD	趙幼斌著	350 元
20. 楊氏 51 式太極劍＋VCD	趙幼斌著	350 元
21. 嫡傳楊家太極拳精練 28 式	傅聲遠著	220 元
22. 嫡傳楊家太極劍 51 式	傅聲遠著	220 元

・國際武術競賽套路・大展編號 103

1.	長拳	李巧玲執筆	220 元
2.	劍術	程慧琨執筆	220 元
3.	刀術	劉同為執筆	220 元
4.	槍術	張躍寧執筆	220 元
5.	棍術	殷玉柱執筆	220 元

・簡化太極拳・大展編號 104

1.	陳式太極拳十三式	陳正雷編著	200 元
2.	楊式太極拳十三式	楊振鐸編著	200 元
3.	吳式太極拳十三式	李秉慈編著	200 元
4.	武式太極拳十三式	喬松茂編著	200 元
5.	孫式太極拳十三式	孫劍雲編著	200 元
6.	趙堡太極拳十三式	王海洲編著	200 元

・導引養生功・大展編號 105

1.	疏筋壯骨功＋VCD	張廣德著	350 元
2.	導引保建功＋VCD	張廣德著	350 元
3.	頤身九段錦＋VCD	張廣德著	350 元
4.	九九還童功＋VCD	張廣德著	350 元
5.	舒心平血功＋VCD	張廣德著	350 元
6.	益氣養肺功＋VCD	張廣德著	350 元
7.	養生太極扇＋VCD	張廣德著	350 元
8.	養生太極棒＋VCD	張廣德著	350 元
9.	導引養生形體詩韻＋VCD	張廣德著	350 元
10.	四十九式經絡動功＋VCD	張廣德著	350 元

・中國當代太極拳名家名著・大展編號 106

1.	李德印太極拳規範教程	李德印著	550 元
2.	王培生吳式太極拳詮真	王培生著	500 元
3.	喬松茂武式太極拳詮真	喬松茂著	450 元
4.	孫劍雲孫式太極拳詮真	孫劍雲著	350 元
5.	王海洲趙堡太極拳詮真	王海洲著	500 元
6.	鄭琛太極拳道詮真	鄭琛著	450 元
7.	沈壽太極拳文集	沈壽著	630 元

・古代健身功法・大展編號 107

1.	練功十八法	蕭凌編著	200 元

2. 十段錦運動　劉時榮編著　180 元
3. 二十八式長壽健身操　劉時榮著　180 元
4. 三十二式太極雙扇　劉時榮著　160 元
5. 龍形九勢健身法　武世俊著　180 元

・太極跤／格鬥八極系列・大展編號 108

1. 太極防身術　郭慎著　300 元
2. 擒拿術　郭慎著　280 元
3. 中國式摔角　郭慎著　350 元
11. 格鬥八極拳之小八極<全組手篇>　鄭朝烜著　250 元

・輕鬆學武術・大展編號 109

1. 二十四式太極拳（附 VCD）　王飛編著　250 元
2. 四十二式太極拳（附 VCD）　王飛編著　250 元
3. 八式十六式太極拳（附 VCD）　曾天雪編著　250 元
4. 三十二式太極劍（附 VCD）　秦子來編著　250 元
5. 四十二式太極劍（附 VCD）　王飛編著　250 元
6. 二十八式木蘭拳（附 VCD）　秦子來編著　250 元
7. 三十八式木蘭扇（附 VCD）　秦子來編著　250 元
8. 四十八式木蘭劍（附 VCD）　秦子來編著　250 元

・原地太極拳系列・大展編號 11

1. 原地綜合太極拳 24 式　胡啟賢創編　220 元
2. 原地活步太極拳 42 式　胡啟賢創編　200 元
3. 原地簡化太極拳 24 式　胡啟賢創編　200 元
4. 原地太極拳 12 式　胡啟賢創編　200 元
5. 原地青少年太極拳 22 式　胡啟賢創編　220 元
6. 原地兒童太極拳 10 捶 16 式　胡啟賢創編　180 元

・名師出高徒・大展編號 111

1. 武術基本功與基本動作　劉玉萍編著　200 元
2. 長拳入門與精進　吳彬等著　220 元
3. 劍術刀術入門與精進　楊柏龍等著　220 元
4. 棍術、槍術入門與精進　邱丕相編著　220 元
5. 南拳入門與精進　朱瑞琪編著　220 元
6. 散手入門與精進　張山等著　220 元
7. 太極拳入門與精進　李德印編著　280 元
8. 太極推手入門與精進　田金龍編著　220 元

・實用武術技擊・大展編號 112

1.	實用自衛拳法	溫佐惠著	250 元
2.	搏擊術精選	陳清山等著	220 元
3.	秘傳防身絕技	程崑彬著	230 元
4.	振藩截拳道入門	陳琦平著	220 元
5.	實用擒拿法	韓建中著	220 元
6.	擒拿反擒拿 88 法	韓建中著	250 元
7.	武當秘門技擊術入門篇	高翔著	250 元
8.	武當秘門技擊術絕技篇	高翔著	250 元
9.	太極拳實用技擊法	武世俊著	220 元
10.	奪凶器基本技法	韓建中著	220 元
11.	峨眉拳實用技擊法	吳信良著	300 元
12.	武當拳法實用制敵術	賀春林主編	300 元
13.	詠春拳速成搏擊術訓練	魏峰編著	280 元
14.	詠春拳高級格鬥訓練	魏峰編著	280 元
15.	心意六合拳發力與技擊	王安寶編著	220 元
16.	武林點穴搏擊秘技	安在峰編著	250 元
17.	鷹爪門擒拿術	張星一著	300 元

・中國武術規定套路・大展編號 113

1.	螳螂拳	中國武術系列	300 元
2.	劈掛拳	規定套路編寫組	300 元
3.	八極拳	國家體育總局	250 元
4.	木蘭拳	國家體育總局	230 元

・中華傳統武術・大展編號 114

1.	中華古今兵械圖考	裴錫榮主編	280 元
2.	武當劍	陳湘陵編著	200 元
3.	梁派八卦掌（老八掌）	李子鳴遺著	220 元
4.	少林 72 藝與武當 36 功	裴錫榮主編	230 元
5.	三十六把擒拿	佐藤金兵衛主編	200 元
6.	武當太極拳與盤手 20 法	裴錫榮主編	220 元
7.	錦八手拳學	楊永著	280 元
8.	自然門功夫精義	陳懷信編著	500 元
9.	八極拳珍傳	王世泉著	330 元
10.	通臂二十四勢	郭瑞祥主編	280 元
11.	六路真跡武當劍藝	王恩盛著	230 元
12.	祁家通背拳	單長文編著	550 元
13.	尚派形意拳械抉微 第一輯	李文彬等著	280 元

・少林功夫・ 大展編號 115

1.	少林打擂秘訣	德虔、素法編著	300 元
2.	少林三大名拳 炮拳、大洪拳、六合拳	門惠豐等著	200 元
3.	少林三絕 氣功、點穴、擒拿	德虔編著	300 元
4.	少林怪兵器秘傳	素法等著	250 元
5.	少林護身暗器秘傳	素法等著	220 元
6.	少林金剛硬氣功	楊維編著	250 元
7.	少林棍法大全	德虔、素法編著	250 元
8.	少林看家拳	德虔、素法編著	250 元
9.	少林正宗七十二藝	德虔、素法編著	280 元
10.	少林瘋魔棍闡宗	馬德著	250 元
11.	少林正宗太祖拳法	高翔著	280 元
12.	少林拳技擊入門	劉世君編著	220 元
13.	少林十路鎮山拳	吳景川主編	300 元
14.	少林氣功祕集	釋德虔編著	220 元
15.	少林十大武藝	吳景川主編	450 元
16.	少林飛龍拳	劉世君著	200 元
17.	少林武術理論	徐勤燕等著	200 元
18.	少林武術基本功	徐勤燕編著	200 元
19.	少林拳	徐勤燕編著	230 元
20.	少林羅漢拳絕技 拳功卷	高翔主編	230 元
21.	少林羅漢拳絕技 實戰卷	高翔主編	250 元
22.	少林常用器械	徐勤燕編著	230 元
23.	少林拳對練	徐勤燕編著	200 元
24.	少林器械對練	徐勤燕編著	200 元
25.	嵩山俞派金剛門少林強身內功	李良根著	220 元

・迷蹤拳系列・ 大展編號 116

1.	迷蹤拳（一）＋VCD	李玉川編著	350 元
2.	迷蹤拳（二）＋VCD	李玉川編著	350 元
3.	迷蹤拳（三）	李玉川編著	250 元
4.	迷蹤拳（四）＋VCD	李玉川編著	580 元
5.	迷蹤拳（五）	李玉川編著	250 元
6.	迷蹤拳（六）	李玉川編著	300 元
7.	迷蹤拳（七）	李玉川編著	300 元
8.	迷蹤拳（八）	李玉川編著	300 元

・截拳道入門・ 大展編號 117

1.	截拳道手擊技法	舒建臣編著	230 元
2.	截拳道腳踢技法	舒建臣編著	230 元
3.	截拳道擒跌技法	舒建臣編著	230 元

4.	截拳道攻防技法	舒建臣編著	230 元
5.	截拳道連環技法	舒建臣編著	230 元
6.	截拳道功夫匯宗	舒建臣編著	230 元

・少林傳統功夫漢英對照系列・大展編號 118

1.	七星螳螂拳－白猿獻書	耿軍著	180 元
2.	七星螳螂拳－白猿孝母	耿軍著	180 元
3.	七星螳螂拳－白猿獻果	耿軍著	180 元
4.	七星螳螂拳－插捶	耿軍著	180 元
5.	七星螳螂拳－梅花路	耿軍著	200 元
6.	七星小架	耿軍著	180 元
7.	梅花拳	耿軍著	180 元
8.	燕青拳	耿軍著	180 元
9.	羅漢拳	耿軍著	200 元
10.	炮拳	耿軍著	220 元
11.	看家拳(一)	耿軍著	180 元

・武術武道技術・大展編號 119

1.	日本合氣道－健身與修養	王建華等著	220 元
2.	現代跆拳道運動教學與訓練	王智慧編著	500 元
3.	泰拳基礎訓練讀本	舒建臣編著	330 元

・道學文化・大展編號 12

1.	道在養生：道教長壽術	郝勤等著	250 元
2.	龍虎丹道：道教內丹術	郝勤著	300 元
3.	天上人間：道教神仙譜系	黃德海著	250 元
4.	步罡踏斗：道教祭禮儀典	張澤洪著	250 元
5.	道醫窺秘：道教醫學康復術	王慶餘等著	250 元
6.	勸善成仙：道教生命倫理	李剛著	250 元
7.	洞天福地：道教宮觀勝境	沙銘壽著	250 元
8.	青詞碧簫：道教文學藝術	楊光文等著	250 元
9.	沈博絕麗：道教格言精粹	朱耕發等著	250 元

・易學智慧・大展編號 122

1.	易學與管理	余敦康主編	250 元
2.	易學與養生	劉長林等著	300 元
3.	易學與美學	劉綱紀等著	300 元
4.	易學與科技	董光壁著	280 元
5.	易學與建築	韓增祿著	280 元
6.	易學源流	鄭萬耕著	280 元

7. 易學的思維　傅雲龍等著　250元
8. 周易與易圖　李申著　250元
9. 中國佛教與周易　王仲堯著　350元
10. 易學與儒學　任俊華著　350元
11. 易學與道教符號揭秘　詹石窗著　350元
12. 易傳通論　王博著　250元
13. 談古論今說周易　龐鈺龍著　280元
14. 易學與史學　吳懷祺著　230元
15. 易學與天文學　盧央著　230元
16. 易學與生態環境　楊文衡著　230元
17. 易學與中國傳統醫學　蕭漢明著　280元
18. 易學與人文　羅熾等著　280元
19. 易學與數學奧林匹克　歐陽維誠著　280元

・神 算 大 師・大展編號 123

1. 劉伯溫神算兵法　應涵編著　280元
2. 姜太公神算兵法　應涵編著　280元
3. 鬼谷子神算兵法　應涵編著　280元
4. 諸葛亮神算兵法　應涵編著　280元

・鑑 往 知 來・大展編號 124

1. 《三國志》給現代人的啟示　陳羲主編　220元
2. 《史記》給現代人的啟示　陳羲主編　220元
3. 《論語》給現代人的啟示　陳羲主編　220元
4. 《孫子》給現代人的啟示　陳羲主編　220元
5. 《唐詩選》給現代人的啟示　陳羲主編　220元
6. 《菜根譚》給現代人的啟示　陳羲主編　220元
7. 《百戰奇略》給現代人的啟示　陳羲主編　250元

・秘傳占卜系列・大展編號 14

1. 手相術　淺野八郎著　180元
2. 人相術　淺野八郎著　180元
3. 西洋占星術　淺野八郎著　180元
4. 中國神奇占卜　淺野八郎著　150元
7. 法國式血型學　淺野八郎著　150元
8. 靈感、符咒學　淺野八郎著　150元
10. ESP 超能力占卜　淺野八郎著　150元
11. 猶太數的秘術　淺野八郎著　150元
13. 塔羅牌預言秘法　淺野八郎著　200元

・趣味心理講座・大展編號 15

1.	性格測驗（1） 探索男與女	淺野八郎著	140 元
2.	性格測驗（2） 透視人心奧秘	淺野八郎著	140 元
3.	性格測驗（3） 發現陌生的自己	淺野八郎著	140 元
4.	性格測驗（4） 發現你的真面目	淺野八郎著	140 元
5.	性格測驗（5） 讓你們吃驚	淺野八郎著	140 元
6.	性格測驗（6） 洞穿心理盲點	淺野八郎著	140 元
7.	性格測驗（7） 探索對方心理	淺野八郎著	140 元
8.	性格測驗（8） 由吃認識自己	淺野八郎著	160 元
9.	性格測驗（9） 戀愛的心理	淺野八郎著	160 元
10.	性格測驗（10）由裝扮瞭解人心	淺野八郎著	160 元
11.	性格測驗（11）敲開內心玄機	淺野八郎著	140 元
12.	性格測驗（12）透視你的未來	淺野八郎著	160 元
13.	血型與你的一生	淺野八郎著	160 元
14.	趣味推理遊戲	淺野八郎著	160 元
15.	行為語言解析	淺野八郎著	160 元

・婦 幼 天 地・大展編號 16

1.	八萬人減肥成果	黃靜香譯	180 元
2.	三分鐘減肥體操	楊鴻儒譯	150 元
3.	窈窕淑女美髮秘訣	柯素娥譯	130 元
4.	使妳更迷人	成　玉譯	130 元
7.	早產兒袋鼠式護理	唐岱蘭譯	200 元
9.	初次育兒 12 個月	婦幼天地編譯組	180 元
10.	斷乳食與幼兒食	婦幼天地編譯組	180 元
11.	培養幼兒能力與性向	婦幼天地編譯組	180 元
12.	培養幼兒創造力的玩具與遊戲	婦幼天地編譯組	180 元
14.	腿部苗條健美法	婦幼天地編譯組	180 元
15.	女性腰痛別忽視	婦幼天地編譯組	150 元
16.	舒展身心體操術	李玉瓊編譯	130 元
17.	三分鐘臉部體操	趙薇妮著	160 元
18.	生動的笑容表情術	趙薇妮著	160 元
19.	心曠神怡減肥法	川津祐介著	130 元
20.	內衣使妳更美麗	陳玄茹譯	130 元
22.	高雅女性裝扮學	陳珮玲譯	180 元
23.	蠶糞肌膚美顏法	梨秀子著	160 元
24.	認識妳的身體	李玉瓊譯	160 元
25.	產後恢復苗條體態	居理安・芙萊喬著	200 元
26.	正確護髮美容法	山崎伊久江著	180 元
27.	安琪拉美姿養生學	安琪拉蘭斯博瑞著	180 元
28.	女體性醫學剖析	增田豐著	220 元
29.	懷孕與生產剖析	岡部綾子著	180 元

30.	斷奶後的健康育兒	東城百合子著	220 元
31.	引出孩子幹勁的責罵藝術	多湖輝著	170 元
32.	培養孩子獨立的藝術	多湖輝著	170 元
34.	下半身減肥法	納他夏・史達賓著	180 元
35.	女性自然美容法	吳雅菁編著	180 元
36.	再也不發胖	池園悅太郎著	170 元
37.	生男生女控制術	中垣勝裕著	220 元
38.	使妳的肌膚更亮麗	楊 皓編著	170 元
39.	臉部輪廓變美	芝崎義夫著	180 元
40.	斑點、皺紋自己治療	高須克彌著	180 元
41.	面皰自己治療	伊藤雄康著	180 元
42.	隨心所欲瘦身冥想法	原久子著	180 元
43.	胎兒革命	鈴木丈織著	180 元
44.	NS 磁氣平衡法塑造窈窕奇蹟	古屋和江著	180 元
45.	享瘦從腳開始	山田陽子著	180 元
46.	小改變瘦 4 公斤	宮本裕子著	180 元
47.	軟管減肥瘦身	高橋輝男著	180 元
48.	海藻精神秘美容法	劉名揚編著	180 元
49.	肌膚保養與脫毛	鈴木真理著	180 元
50.	10 天減肥 3 公斤	彤雲編輯組	180 元
51.	穿出自己的品味	西村玲子著	280 元
52.	小孩髮型設計	李芳黛譯	250 元

・青 春 天 地・大展編號 17

1.	A 血型與星座	柯素娥編譯	160 元
2.	B 血型與星座	柯素娥編譯	160 元
3.	0 血型與星座	柯素娥編譯	160 元
4.	AB 血型與星座	柯素娥編譯	120 元
5.	青春期性教室	呂貴嵐編譯	130 元
9.	小論文寫作秘訣	林顯茂編譯	120 元
11.	中學生野外遊戲	熊谷康編著	120 元
12.	恐怖極短篇	柯素娥編譯	130 元
14.	恐怖幽默短篇	小毛驢編譯	120 元
15.	黑色幽默短篇	小毛驢編譯	120 元
16.	靈異怪談	小毛驢編譯	130 元
17.	錯覺遊戲	小毛驢編著	130 元
18.	整人遊戲	小毛驢編著	150 元
19.	有趣的超常識	柯素娥編譯	130 元
20.	哦！原來如此	林慶旺編譯	130 元
21.	趣味競賽 100 種	劉名揚編譯	120 元
22.	數學謎題入門	宋釗宜編譯	150 元
23.	數學謎題解析	宋釗宜編譯	150 元
24.	透視男女心理	林慶旺編譯	120 元

國家圖書館出版品預行編目資料

痛風劇痛消除法／鈴木吉彥著；余昇凌譯
－初版－臺北市；大展，民 85
面；21 公分－（健康加油站；11）
譯自：痛風激痛は解消できる
ISBN 978-957-557-652-3（平裝）
1. 痛風
415.276　85011817

TSUFU / GEKITSUWA KASISHO DEKIRU
Originally published in Japan by Shufunotomo Co., Ltd., Tokyo
Copyright ©1992 Yoshihiko Suzuki

版權仲介：京王文化事業有限公司
【版權所有・翻印必究】

痛風劇痛消除法

ISBN 978-957-557-652-3

著作者／鈴木吉彥
譯　者／余 昇 凌
發行人／蔡 森 明
出版者／大展出版社有限公司
社　址／台北市北投區（石牌）致遠一路 2 段 12 巷 1 號
電　話／(02) 28236031・28236033・28233123
傳　真／(02) 28272069
郵政劃撥／01669551
網　址／www.dah-jaan.com.tw
E-mail／service@dah-jaan.com.tw
登記證／局版臺業字第 2171 號
承印者／國順文具印刷行
裝　訂／建鑫印刷裝訂有限公司
排版者／千兵企業有限公司
初版1刷／1996 年（民 85 年）12 月
2 版1刷／2004 年（民 93 年） 8 月
2 版2刷／2008 年（民 97 年） 5 月
定價 / 180 元

●本書若有破損、缺頁敬請寄回本社更換●

大展好書　好書大展
品嘗好書　冠群可期

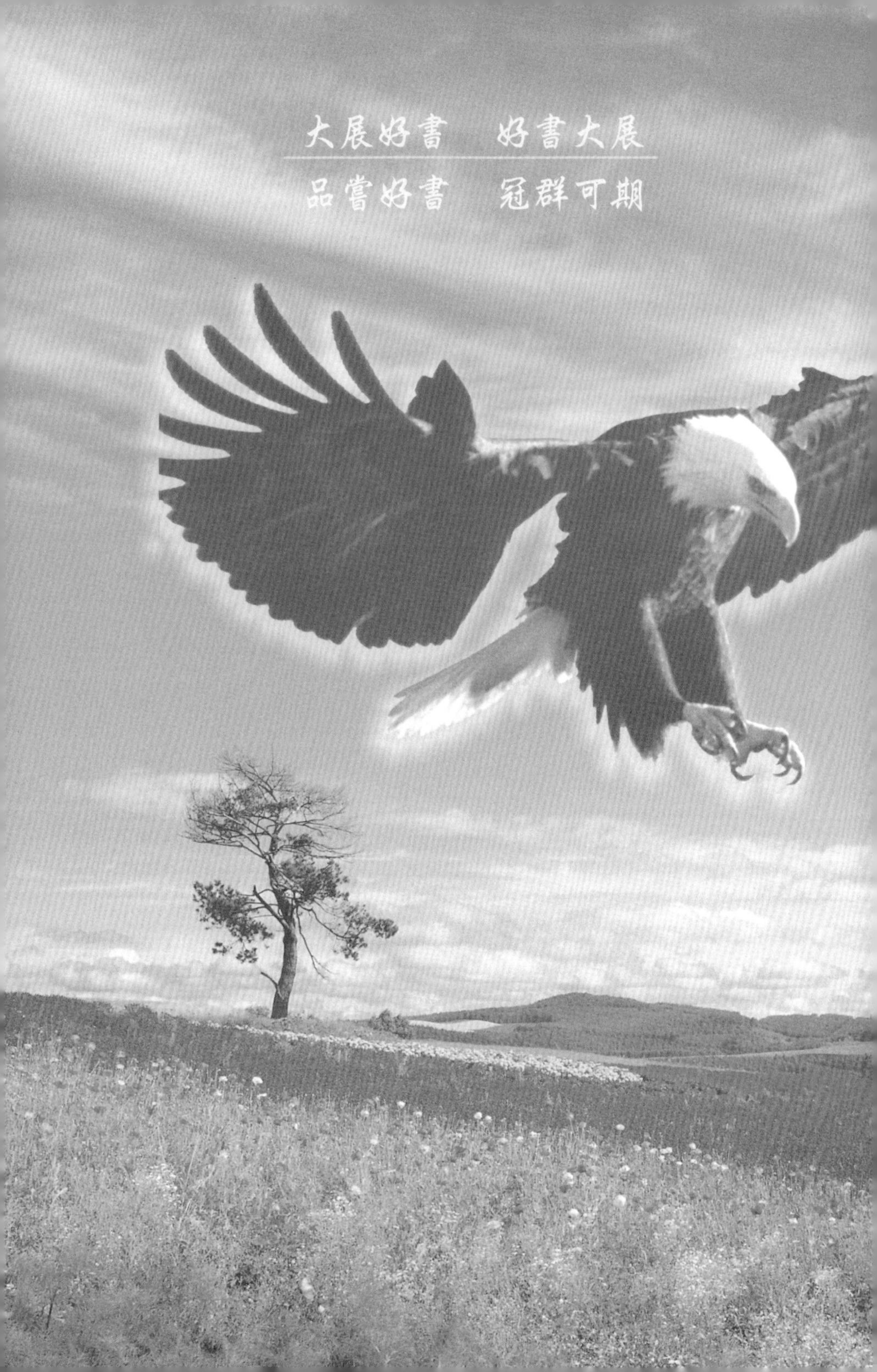
大展好書　好書大展
品嘗好書　冠群可期